Valerie Bönström · Elmar Trunz-Carlisi

Das Mrs.Sporty-Konzept mit Stefanie Graf

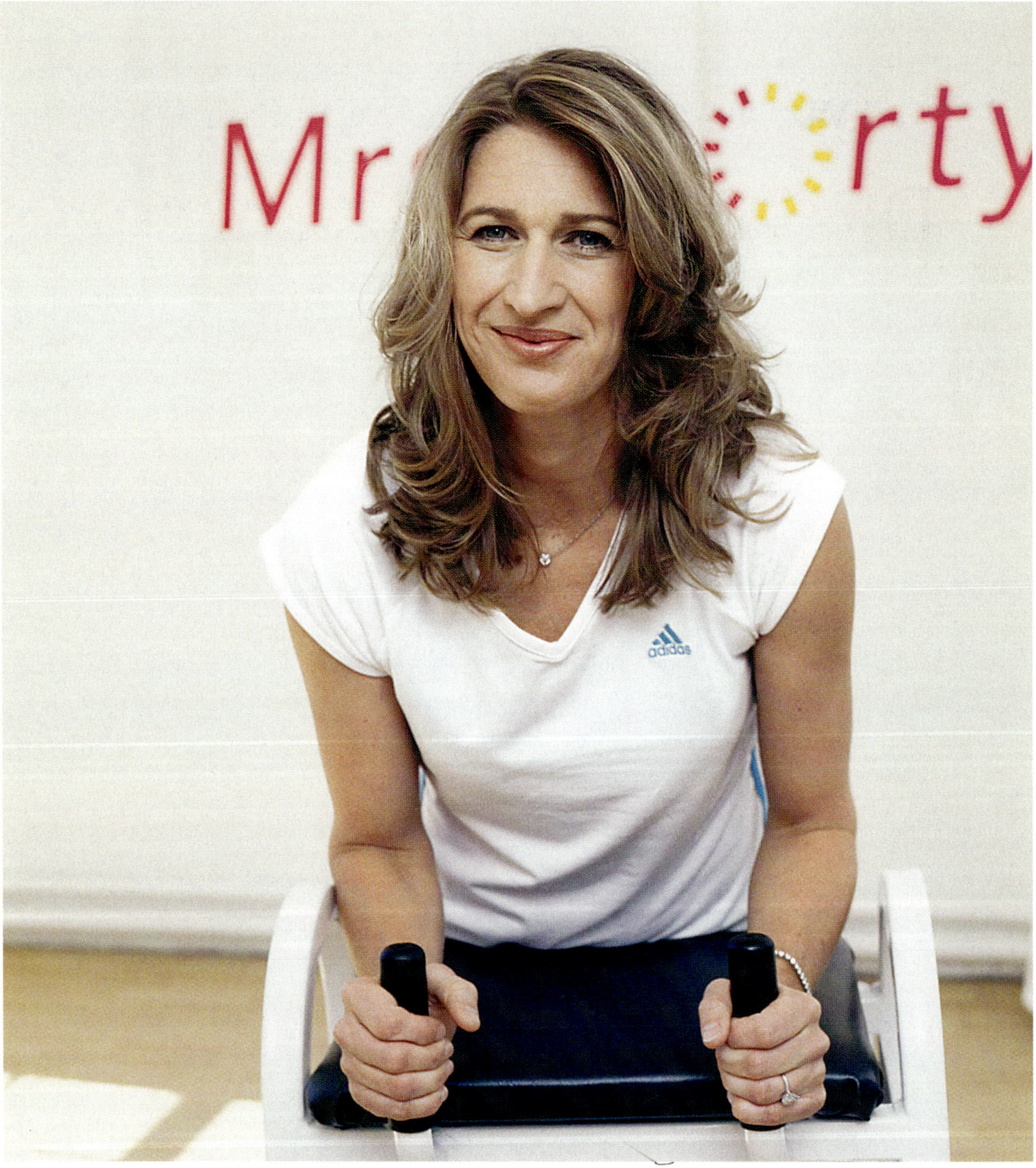
adidas

Valerie Bönström · Elmar Trunz-Carlisi

Das Mrs.Sporty-Konzept

mit Stefanie Graf

Lebenslust und Energie in 30 Minuten

Wunderlich

Hinweis Die Ratschläge, Empfehlungen und Übungen in diesem Buch wurden nach bestem Wissen und Gewissen erstellt, mit größtmöglicher Sorgfalt geprüft und in der Praxis erprobt. Sie sind für gesunde Menschen mit normaler Konstitution geeignet. Dennoch sind alle Leserinnen und Leser aufgefordert, in eigener Verantwortung zu entscheiden, ob und inwieweit sie die Vorschläge in diesem Buch umsetzen können und möchten – sie sind für das Tun und Lassen auch weiterhin selbst verantwortlich. Lassen Sie sich in Zweifelsfällen von einem Arzt oder Therapeuten beraten. Weder Autoren noch Verlag können für eventuelle Nachteile oder Schäden, die aus den im Buch gegebenen praktischen Hinweisen resultieren, eine Haftung übernehmen.

Wir bedanken uns herzlich bei Gabriele Heßmann für die redaktionelle Unterstützung.

Dank auch an Niclas Bönström, Antje Lausch, Bianca Wegner, Nina Ahrens und Monique Pröttel

Originalausgabe

Lektorat Bernd Gottwald
Umschlaggestaltung PEPPERZAK BRAND
(Foto Mrs.Sporty/Jochen Manz)
Illustrationen dieSachbearbeiter.innen
Fotos Mrs.Sporty (Thomas Leininger/Jochen Manz)
Grafiken IPN
Layout Christine Lohmann
Satz Utopia PostScript, InDesign CS2,
bei KCS GmbH, Buchholz bei Hamburg
Druck und Bindung GGP Media GmbH, Pößneck
Printed in Germany
ISBN 978 3 8052 0853 6

Inhalt

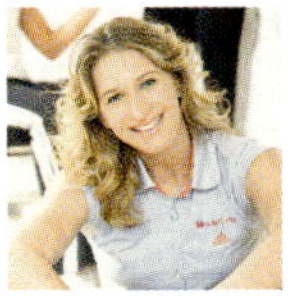

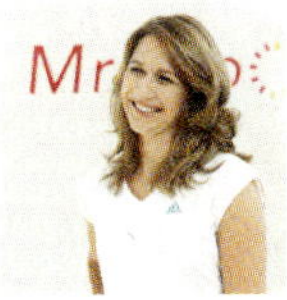

Angenehm und effektiv

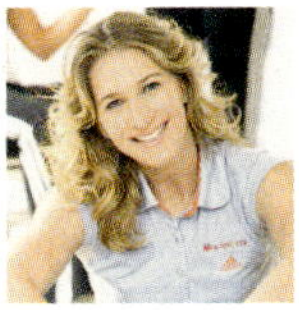

Zirkeltraining zu Hause

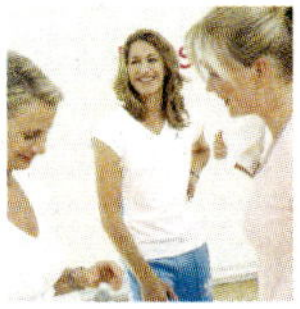

Willkommen im Club

Zirkeltraining bei Mrs.Sporty

Fitness-Bausteine im Alltag

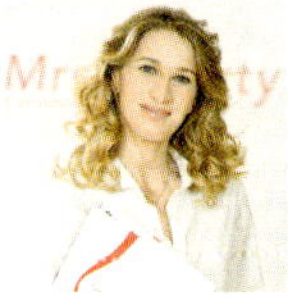

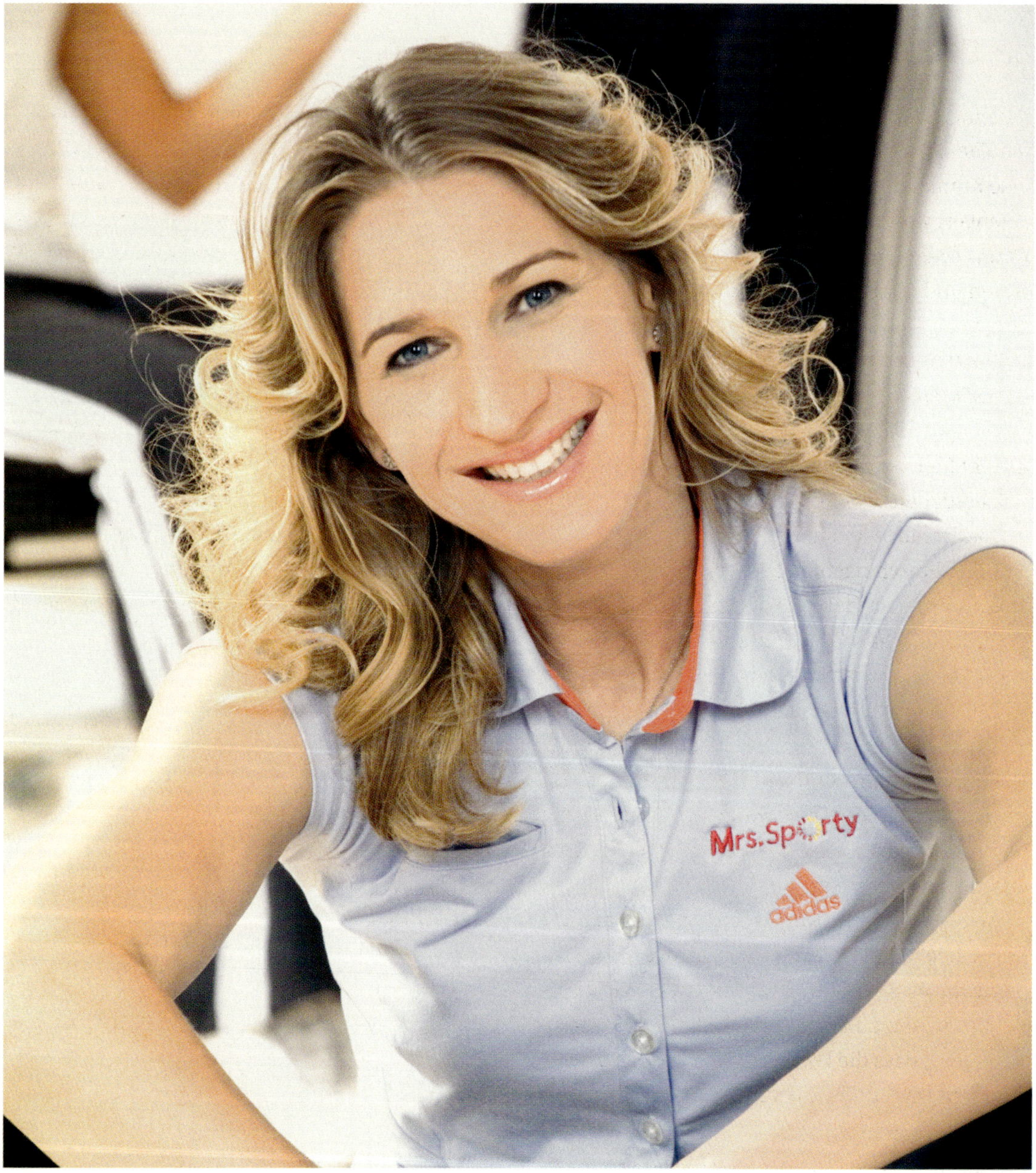
Mrs.Sporty
adidas

Liebe Leserinnen und Leser,

in meinem Leben habe ich viele Erfahrungen mit den Themen Fitness und Gesundheit gemacht. Viele Krankheiten können verhindert und Leben verlängert werden, wenn wir uns ein wenig Zeit für uns und unseren Körper nehmen. Doch die Zahlen und Statistiken der Mediziner und Wissenschaftler zeigen, dass ein aktiver und gesunder Lebensstil heute keine Selbstverständlichkeit ist – besonders für Frauen.

«Dass Frauen mehr Sport treiben – das ist meine Herzensangelegenheit.» **STEFANIE GRAF**

Den Wunsch nach mehr Wohlbefinden und einem straffen, attraktiven Körper kennen fast alle Frauen, egal welchen Alters. Die meisten kommen spätestens mit dem ersten Kind oder in der Lebensmitte zur Erkenntnis, dass sie für ihren Körper etwas tun müssen, um langfristig gesund und fit zu bleiben – und damit selbstbewusst und stark. Als Eltern sind wir zudem Vorbilder für unsere Kinder, die vor allem durch Nachahmung lernen.

Als Mutter zweier Kinder und Ehefrau kenne ich die Realität aus eigenen Erfahrungen. Die guten Vorsätze sind zwar da, werden vielfach aber nicht umgesetzt. Einige Wissenschaftler befürchten bereits, dass die kommende Generation die erste sein wird, deren Lebenserwartung kürzer ist als die ihrer Eltern.

Aber wie findet man die Zeit, die nötig ist, um den Körper attraktiv und gesund zu halten? Mit dieser Frage kommen jeden Monat mehrere tausend Frauen in unsere Mrs.Sporty-Clubs. Nach und nach entwickeln sie ein Verständnis für den eigenen Körper und ein neues Körperbewusstsein. Mit diesem Buch hoffen wir, die von uns gesammelten Erkenntnisse und unser Wissen an Sie weiterzugeben – mit vielen Tipps, Antworten auf Ihre Fragen sowie mit praktischen Anleitungen.

Da ich als Sportlerin aufgewachsen bin, weiß ich, wie viel Positives Bewegung mit sich bringt. Sport gibt mir die Möglichkeit abzuschalten und gleichzeitig Energie zu tanken. Für mich ist es unvorstellbar, ohne Sport zu leben.

Ich würde mich freuen, wenn auch Sie dieses Gefühl für sich entdecken.

Ihre

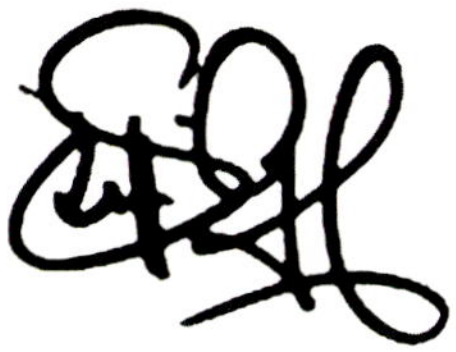

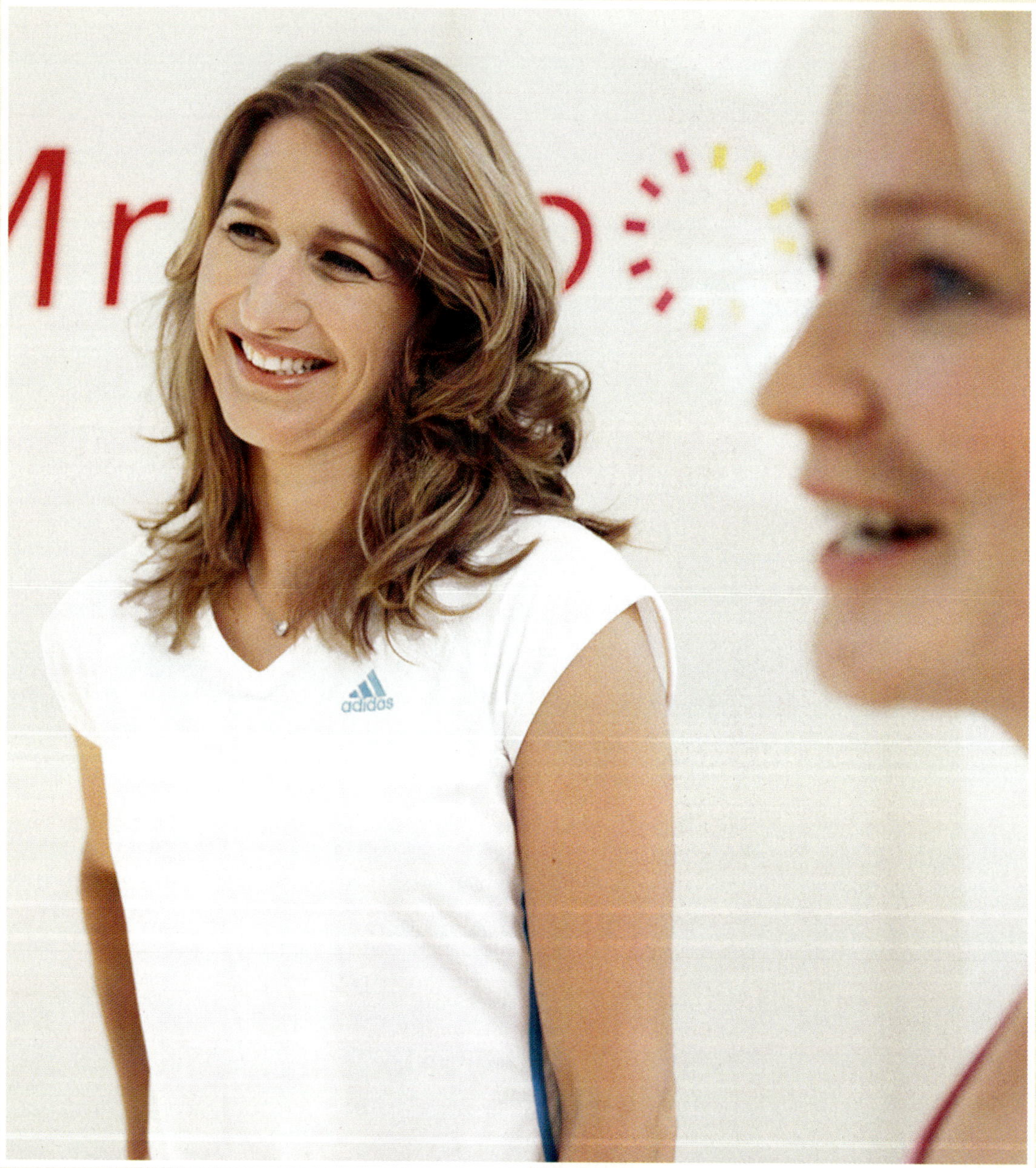
adidas

Angenehm und effektiv

Warum Mrs.Sporty entwickelt wurde

Die Zeit war reif …

Zwei Drittel der Deutschen haben Übergewicht, und nur etwa 10 Prozent der Frauen ab 30 Jahren erreichen das gesundheitlich empfohlene Mindestmaß von 20 Minuten Bewegung pro Tag. Und das, obwohl es noch nie so viele Bewegungsangebote, noch nie so viele Fitness-Studios gab wie heute. Doch offensichtlich entspricht das, was angeboten wird, nicht den Bedürfnissen, anders lässt sich dieser Widerspruch kaum erklären.

Vielleicht gehören auch Sie zu den Frauen, die gern etwas für sich und ihre Gesundheit, Fitness und Figur tun möchten, aber noch immer auf der Suche nach einem wirklich passenden Angebot sind, einem Konzept, das nur einen möglichst kleinen Teil Ihrer kostbaren Freizeit in Anspruch nimmt und das sich zudem flexibel Ihren Lebensgewohnheiten anpasst. Mrs.Sporty hat – und davon sind wir überzeugt – diese Lücke mit einem wissenschaftlich fundierten Konzept geschlossen. Wir möchten Sie durch unser Buch mit diesem Erfolgskonzept vertraut machen und Sie für das vielseitige Bewegungsprogramm begeistern.

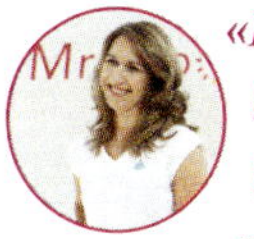

«Ich bin dankbar, dass ich die Erfahrung habe machen können, wie wichtig Sport für unser Leben ist. Heute ist es für mich wichtig, diese Erfahrungen weitergeben zu können.» STEFANIE GRAF

Wie viel Bewegung muss sein?

Neue wissenschaftliche Studien belegen, dass Untrainierte bereits mit 20 Minuten Bewegung pro Tag ihre Gesundheit verbessern können. Noch besser sind die Erfolge bei einem durchschnittlichen Bewegungspensum von 30 Minuten, wie in mehreren großen Langzeitstudien nachgewiesen werden konnte. Letzteres entspricht ungefähr einem Mehrverbrauch an Energie von 1500 kcal wöchentlich. Umso erstaunlicher, aber auch erschreckend, ist, dass dieses doch sehr überschaubare Bewegungspensum – statistisch betrachtet – gerade mal eine von zehn Frauen regelmäßig bewältigt.

Dabei ist es gar nicht so schwer und – mit der richtigen Methode – auch nicht zeitaufwendig, etwas für seine Gesundheit zu tun.

Wie sieht es bei Ihnen aus?

Überschlagen Sie doch einfach mal, was bei Ihnen pro Tag an körperlichen Aktivitäten so zusammenkommt. Dazu zählen alle Aktivitäten, bei denen Ihr Herz-Kreislauf-System deutlich spürbar gefordert wird, was bei anstrengenden Alltagsaktivitäten, in der Freizeit und insbesondere beim Sport der Fall ist.

Den Sport für sich neu erfinden

«Gäbe es keinen Sport, dann müsste er heute aus medizinischer Sicht erfunden werden.» Dieses Zitat des weltbekannten Kölner Sportmediziners Prof. Wildor Hollmann bringt unsere Botschaft auf den Punkt. Wie positiv sich bereits ein Bewegungstraining von 20 bis 30 Minuten auf die Gesundheit auswirken kann, verdeutlichen folgende Fakten, von denen auch Sie profitieren können:

Durch ein kurzes tägliches Training

- vermindert sich das Risiko, vorzeitig zu sterben,
- haben Sie ein geringeres Risiko, einen Herzinfarkt zu erleiden,
- reduziert sich das Risiko, an Diabetes zu erkranken,
- lässt sich Bluthochdruck senken und kontrollieren,
- steigt das schützende HDL-Cholesterin, während das krank machende LDL-Cholesterin sinkt,
- vermindert sich das Risiko, an Darmkrebs zu erkranken,
- kommt es seltener zu Angstzuständen und Depressionen,
- lässt sich Fett abbauen und das Gewicht langfristig kontrollieren,
- werden Muskeln, Sehnen und Bänder gekräftigt und die Knochensubstanz aufgebaut und erhalten,
- sinkt die Verletzungsanfälligkeit im Alter,
- steigt das allgemeine psychische Wohlbefinden.

Kurz, sicher und effizient

Mit diesen grundlegenden Erkenntnissen sind wir mittendrin im Mrs.Sporty-Konzept, um das sich in diesem Buch alles drehen wird.

Schon zwei bis drei wöchentliche Trainingseinheiten dieses kompakten, gezielten Trainingsprogramms (jede Einheit dauert etwa 30 Minuten) bringen nachweislich gute Effekte. Dabei ermöglicht das Konzept Frauen jeden Alters, ihre individuellen Ziele zu erreichen. Ob Ausdauer, Muskelkraft oder Beweglichkeit aufbauen, Körperfett reduzieren oder die Haltung verbessern: Alle Frauen kommen bei Mrs.Sporty in Form und fühlen sich spürbar wohler, aktiver und belastbarer. Und das unabhängig vom Level ihrer bisherigen persönlichen Fitness.

Mrs.Sporty zeigt, dass es nicht nötig ist, mehrere Stunden am Stück zu trainieren. In einer großangelegten Studie trainierten die Frauen durchschnittlich zweimal pro Woche 30 Minuten. Ihr Fitness-Niveau verbesserte sich dabei um satte 20 Prozent. Klingt das nicht zum Nachahmen gut?

Trainieren in der Nachbarschaft

Die Mrs.Sporty-Clubs eröffnen gezielt an wohnortnahen und schnell erreichbaren Standorten. Dadurch entfällt eine lange und zeitaufwendige Anfahrt, wodurch sich das Training gut in den Alltag einbauen lässt. So kann das Training beispielsweise mit Einkäufen und alltäglichen Erledigungen kombiniert werden, denn man springt in Trainingsklamotten einfach schnell ins Studio, absolviert den Zirkel und ist schon wieder auf dem Heimweg. Die 30 Minuten Training lassen sich so in jeden Tagesplan einbauen und dem gewohnten Tagesrhythmus unterordnen.

Innovatives Zirkeltraining

Die Trainingsmethode von Mrs.Sporty basiert auf einem innovativen Zirkeltraining, das zusammen mit dem Institut für Prävention und Nachsorge in Köln entwickelt wurde. Das Besondere dabei ist, dass Kräftigungs- und Ausdauerübungen ständig abwechseln und dadurch in nur 30 Minuten alle wichtigen Muskelgruppen aktiviert werden. So verbrennen Sie in minimaler Zeit ein Maximum an Kalorien.

Optimal auf Sie zugeschnitten

Die Übungen in den Sportclubs erfolgen an leicht bedienbaren hydraulischen Geräten, deren Widerstand sich automatisch der individuellen Kraft anpasst. Ganz ohne lästiges Einstellen der Gewichte trainieren die Frauen so jederzeit im individuell optimalen Schwierigkeitsbereich. Das ist nicht nur besonders effektiv, sondern schont auch die Gelenke. Nach jeweils 30 Sekunden wechselt man zu einer speziellen Zwischenübung (etwa Aerobic oder Stabilisation), die der aktiven Erholung oder der Erreichung individueller Trainingsziele dienen können. In einer halben Stunde erreichen Frauen mit dieser ausgewogenen Kombination eine harmonische Verbesserung der Fitness-Faktoren Muskelkraft, Ausdauer, Koordination und Beweglichkeit. Das haben Studienergebnisse eindrucksvoll bestätigt.

Nun gibt es sie, die Alternative für zu Hause. So können Sie nach dem Vorbild des Trainings in den Mrs.Sporty-Clubs die Übungen bequem und zu jeder passenden Zeit zu Hause durchführen. Doch keine Sorge: Große Geräte oder andere Trainingsmittel müssen dafür nicht sein. Die Übungen kommen ganz ohne aus und sind trotzdem sehr effektiv. Siehe dazu die Übungen ab Seite 60.

Ungestört und in angenehmer Atmosphäre trainieren

Lassen Sie sich nichts vormachen: Sie werden ein Training, egal wie effektiv es ist, nur dann auf Dauer fortführen, wenn Sie sich während des Trainings rundum wohl fühlen. Das heißt, Ihnen müssen die gesamte Atmosphäre, die anderen Mitglieder und das Personal zusagen. Anonymität, wie Sie sie vielleicht von anderen Fitness-Studios her kennen, gibt es bei Mrs.Sporty nicht. Und Sie können sicher sein, dass Sie sich selbst als Neuling nicht deplatziert fühlen werden, denn nach einer persönlichen Einweisung sind Sie schon mittendrin im Zirkel.

Was die Übungen angeht, sind diese so konzipiert, dass Sie problemlos gleich mitmachen und auch mithalten können. Und noch ein kleiner, aber entscheidender Vorteil: Bei Mrs.Sporty trainieren Sie immer auf Ihrem persönlichen Leistungsniveau, das nur Sie und Ihre Trainerin kennen. Denn der Widerstand im Inneren des Hydraulikzylinders passt sich ganz im Verborgenen Ihren Fähigkeiten an.

Fast wie zu Hause

Die Clubs sind klein und überschaubar – gewissermaßen auf das Wesentliche beschränkt. Ganz bewusst hat sich Mrs.Sporty entschieden, diesen anderen Weg zu gehen, und dadurch einen eigenen Stil kreiert. Sie trainieren dort unter gleichgesinnten Frauen, die wie Sie etwas für ihre Gesundheit, ihre Figur und ihr Wohlbefinden tun wollen. Noch familiärer geht es nur mit unserem Zirkeltraining für zu Hause, bei dem Sie allerdings auf den wertvollen Betreuungsbonus in den Sportclubs verzichten müssen.

Kurze Wege = optimale Betreuung

Das speziell ausgebildete Trainingspersonal steht Ihnen in den Sportclubs jederzeit als zentraler Ansprechpartner zur Verfügung, wobei zentral im wahrsten Sinne des Wortes gemeint ist. Denn Sie trainieren in einer kleinen Gruppe in Kreisform, wobei die inmitten des Zirkels positionierten Trainer stets (Augen-)Kontakt zu Ihnen haben und Sie entsprechend beraten und korrigieren können.

Das heißt, dass Sie immer unter Betreuung trainieren, was nachweislich einen besseren Trainingseffekt garantiert, als dies bei einer sporadischen und unsystematischen Betreuung der Fall ist. Nicht zu unterschätzen ist auch, wie stark ein Training in einer Kleingruppe wirken kann, ein weiterer, typischer Erfolgsfaktor des Mrs.Sporty-Konzepts: Die Frauen motivieren sich gegenseitig, und nicht selten verabreden sich kleine Grüppchen zu gemeinsamen Trainingszeiten. Das nimmt dem «inneren Schweinehund» den Wind aus den Segeln, noch bevor er einmal bellen kann.

Besser geht's nicht

«Das Trainingskonzept von Mrs.Sporty fügt sich perfekt in meinen Alltag ein. Es macht Spaß, ist nicht sehr zeitaufwendig und zeigt trotzdem Erfolg.»

«Die Atmosphäre ist freundlich und entspannt, man wird professionell beraten und fühlt sich sofort wohl. Das regelmäßige Training tut Körper und Seele gut.»

Diese typischen Statements stammen von Frauen, die regelmäßig nach dem Mrs.Sporty-Zirkeltraining trainieren und Sie motivieren wollen, ebenfalls nach unserem Erfolgskonzept aktiv zu werden – zu Hause oder in einem der vielen Sportclubs in Ihrer Nähe.

GUT ZU WISSEN:

- *Nur eine von 10 Frauen erreicht in Deutschland das gesundheitlich notwendige Bewegungspensum.*
- *Untrainierte machen mit einem allgemeinen Bewegungstraining von 20 Minuten täglich bereits messbare Fortschritte.*
- *Das generell empfohlene Bewegungspensum liegt bei einer halben Stunde täglich.*
- *Mit dem kompakten Mrs.Sporty-Zirkeltraining erreichen Sie mit wöchentlich zwei bis drei Trainingseinheiten von 30 Minuten Dauer optimale Effekte.*

Der richtige Einstieg ins Zirkeltraining

Das Training, das zu Ihnen nach Hause kommt

Wir haben in diesem Buch die wichtigsten Punkte des Mrs.Sporty-Erfolgskonzepts zusammengefasst und davon ausgehend ein *Heim-Zirkel-Programm* entworfen, das ohne spezielle Geräte auskommt. Das Training kann damit zu Ihnen nach Hause kommen. Ohne großen Aufwand, ohne Hindernisse oder Barrieren können Sie in den eigenen vier Wänden oder im Urlaub Ihre Fitness verbessern. Das Training passt sich dabei Ihrem Terminplan an. Sie trainieren immer genau dann, wann es Ihnen passt, und sind völlig unabhängig von Kursterminen und Öffnungszeiten.

Keine falschen Versprechungen

Zugegeben: Trainieren müssen Sie immer noch (selbst). Wir versprechen Ihnen auch keine «Fitness in 48 Stunden» oder eine «Traumfigur übers Wochenende». Wir bieten vielmehr ein nachweislich erfolgreiches Konzept, das nur einen geringen Teil Ihrer kostbaren Freizeit in Anspruch nimmt, da es diese Zeit hocheffizient nutzt und dabei auch noch Spaß macht.

Aller Anfang ist schwer

Wir sind uns allerdings auch bewusst, dass der Einstieg nicht immer leichtfällt. Je länger man nicht mehr sportlich aktiv war, desto mehr ist am Anfang eine gewisse Überwindung nötig, bis man (wieder) «drin» ist. Das ist völlig normal, und Sie sollten sich das auch immer vor Augen halten, wenn es mal nicht so recht läuft. Auf der anderen Seite können Sie ganz sicher sein, dass es infolge des Trainings recht schnell zu objektiven Verbesserungen kommt: Ihr Körper fühlt sich straffer an, Sie sind insgesamt leistungsbereiter und motivierter, kurz: Sie fühlen sich rundum wohler in Ihrer Haut! Geben Sie sich und Ihrem Körper die nötige Zeit, sich Schritt für Schritt dem neuen Lebensstil anzupassen.

Anpassungen: Schritt für Schritt

Damit Sie sich besser vorstellen können, in welchen Schritten der Körper typischerweise auf das Training reagiert, hier ein Beispiel, was sich in Ihrem Körper alles positiv verändern wird:

Schritt 1: Am schnellsten passt sich das vegetative Nervensystem an. Es ist für automatisch ablaufende Regulationsvorgänge wie zum Beispiel die Atmung, den Herzschlag, die Durchblutung oder den Stoffwechsel zuständig. Schon nach den ersten Wochen werden Sie bemerken, dass Sie weniger schnell außer Atem kommen, dass Ihr Puls unter Belastung nicht mehr «losrast» und er auch in Ruhe mit einigen Schlägen weniger auskommt. Das alles sind eindeutige Signale, die Ihnen zeigen, dass sich Ihr Organismus mit dem Bewegungstraining angefreundet hat und positiv darauf reagiert.

Tipp: Verfolgen Sie Ihren Fortschritt: Messen Sie morgens unmittelbar vor dem Aufstehen Ihren Ruhepuls. Dazu tasten Sie mit den mittleren Fingern den Puls mit sanftem Druck an der Innenseite des Unterarms (in Verlängerung des Daumens). Zählen Sie die Schläge 60 Sekunden lang und notieren Sie sich den Wert im Kalender. Vergleichen Sie den Durchschnittswert.

Schritt 2: Recht schnell passt sich auch Ihre Muskulatur an. Das merken Sie daran, dass Ihnen die Übungen leichter fallen und Sie mehr und mehr Wiederholungen schaffen, ohne dabei an Ihre Belastungsgrenze zu kommen.

Feiern Sie Ihre Fortschritte!

Beobachten Sie sich, nehmen Sie diese ersten Verbesserungen bewusst wahr und verbuchen diese als das, was sie sind: Ihren persönlichen Erfolg. Denn nichts ist für uns Menschen motivierender als Erfolgserlebnisse, die man sich stolz vor Augen führen kann. In der Psychologie nennt man diesen Effekt «positiven Verstärker». Und der hat zur Folge, dass Sie beim nächsten Mal noch motivierter ans Training herangehen.

Gelenke brauchen etwas länger

Nicht ganz so schnell sind an Sehnen, Bändern und Gelenken Fortschritte zu spüren. Das liegt daran, dass diese Strukturen – ganz im Gegensatz zum Herzmuskel und den Skelettmuskeln – kaum durchblutet sind. Sie benötigen in der Regel nicht Wochen, sondern Monate, bis sie stabiler und daher weniger anfällig für Überforderungen sind. Nicht zuletzt aus diesem Grund stellen wir Ihnen im nachfolgenden Praxisteil die Übungen sehr ausführlich vor. Sie finden dort Hinweise, worauf Sie besonders achten müssen, damit genau diese Fehlbelastungen nicht auftreten. Bedenken Sie bitte auch, dass es gerade bei den koordinativ anspruchsvolleren Übungen durchaus einige Zeit dauern kann, bis die Bewegungsabläufe wirklich «sitzen». Um diesen Lernprozess zu unterstützen, haben wir – neben den generellen Tipps und Empfehlungen – auch einige typische Situationen beziehungsweise Fehlerquellen zusammengestellt, wie sie beim Training häufig auftreten. Anhand deren können Sie gezielt an Ihrer Bewegungstechnik feilen (siehe dazu Seite 93–96).

Nicht zu unterschätzen: der innere Schweinehund

Je weniger Sie in der Vergangenheit körperlich aktiv waren, umso «ausdauernder» und hartnäckiger ist wahrscheinlich Ihr «innerer Schweinehund». Umgekehrt verliert er mehr und mehr an

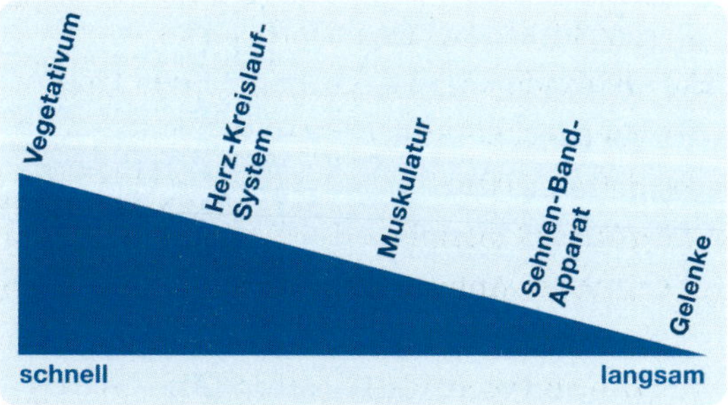

Anpassung der Organsysteme
(nach Legerstrøm, D., Köln 1994)

Macht, wenn es in Sachen Fitness aufwärtsgeht. Wirklich geschafft haben Sie es dann, wenn Ihr Körper eines Tages von sich aus «nach Bewegung ruft». Das geht aber leider nicht von heute auf morgen, sondern dauert manchmal ein halbes Jahr oder länger. Deswegen sind Konzentration und Disziplin gerade in der Anfangszeit gefordert.

Tipp: Wenn der innere Schweinehund Sie mal wieder vom Training abhalten möchte, wenden Sie diesen Trick an: Machen Sie sich einfach bewusst, dass die Zeit, die Sie fürs Training aufwenden, im Vergleich zu dem langen und gesunden Leben, das Sie erwartet, vergleichsweise kurz ist!

Runter vom Sofa, rein in die Turnschuhe!

Insgesamt gilt die Faustregel: Je länger Sie inaktiv waren, desto länger dauert es auch, bis der Körper seinen Bewegungsdrang (wieder)entdeckt. Das ist auch einleuchtend: Denn kaum etwas lässt sich schwerer ändern als langjährige, «bequeme» Lebensgewohnheiten. Gute Vorsätze allein reichen dabei nicht aus. Der einzige Weg besteht darin, aktiv zu werden. Und das geht nur – da wollen wir Ihnen nichts vormachen – mit einem gewissen Maß an Disziplin. «Nun soll ich auch noch in der Freizeit diszipliniert sein?», fragen Sie sich vielleicht. Die Antwort ist: Ja! Denn ohne Disziplin werden Sie Ihre Fitness-Bewegung nicht wirklich ins Rollen bringen. Wenn der Motor dann eines Tages rund läuft, fällt alles leichter, und eines Tages rollt der Fitness-Zug fast wie von selbst.

Machen Sie einen Deal mit sich selbst

Damit Ihnen das Anfangen leichter fällt, können Sie folgenden Trick anwenden: Vereinbaren Sie jeden Sonntagabend mit sich selbst drei Termine für das Training in der kommenden Woche. Tragen Sie die Trainingszeiten in Ihren Kalender ein und räumen Sie diesen Terminen eine hohe Priorität ein. Unsere Erfahrungen zeigen, dass dies der beste Weg ist, um in den so wichtigen Trainingsrhythmus zu kommen. Sollten Sie diese Termine durch Krankheit oder andere nicht kalkulierbare Ereignisse einmal nicht einhalten können, ist das kein Problem. Doch lassen Sie die Termine nicht ersatzlos ausfallen. Starten Sie schnell wieder einen neuen Versuch und bemühen Sie sich, die neu vereinbarten Termine zu halten. So schleichen sich die alten Gewohnheiten erst gar nicht wieder ein!

GUT ZU WISSEN:

- *Suchen Sie bewusst Erfolge, dokumentieren Sie diese und feiern Sie sich selbst dafür.*
- *Reservieren Sie sich im Terminkalender feste Zeiten für Ihre sportlichen Aktivitäten.*
- *Je länger Sie inaktiv waren, desto mehr Zeit müssen Sie sich und Ihrem Körper geben, den inneren Schweinehund loszuwerden.*

Zirkeltraining – was steckt dahinter?

Der Zirkel – eine runde Sache

Bei unserem Zirkeltraining sind Sie von der ersten bis zur letzten Minute aktiv. Pausen oder Leerlauf, wie man das beispielsweise vom Training in konventionellen Fitness-Studios kennt, gibt es bei den Mrs.Sporty-Zirkel-Programmen nicht. Das Training wird hier gewissermaßen verdichtet, indem ein steter Wechsel von Kräftigungsübungen und Ausdauerelementen stattfindet. Ihr Organismus wird dabei kontinuierlich auf moderate Weise gefordert, was einerseits zu einem höheren Kalorienverbrauch (siehe dazu Seite 141) führt, andererseits vielseitige Effekte für Ihre Gesundheit und Fitness nach sich zieht.

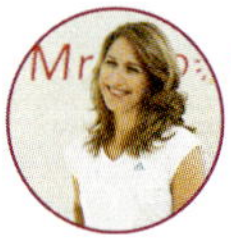

«Das Zirkeltraining kenne ich aus der Schule. Es macht Spaß, weil es so abwechslungsreich ist und alle Muskelgruppen aktiviert.» STEFANIE GRAF

Zirkeltraining – damals und heute

Das Zirkeltraining hat übrigens eine lange Tradition. Die Grundidee reicht zurück bis ins Jahr 1952, als englische Wissenschaftler ein auf Fitness ausgerichtetes Kreistraining entwickelten und es fortan «Circuit-Training» nannten. Das Ziel bestand auch damals schon darin,

- mit möglichst geringem Zeitaufwand eine harmonische Fitness zu erlangen,
- die Kraft- und Ausdauerleistung gleichermaßen zu fördern und
- das Herz-Kreislauf-System und den Stoffwechsel in Schwung zu halten.

Das neue Universalkonzept machte schnell Karriere. Vor allem im Vereinssport etablierte sich das Konzept als Ergänzungstraining der allgemeinen oder sportartspezifischen Fitness. Auch in Deutschland kennt man es, hier allerdings eher unter den Begriffen «Zirkeltraining» oder «Kreistraining». Sehr wahrscheinlich ist Ihnen das Zirkel- oder Kreistraining selbst schon mal in der Schulzeit oder im späteren Leben begegnet. Allerdings bediente man sich bis vor einigen Jahren mitunter recht «rustikaler» Übungsformen mit Medizinbällen und Kastenteilen, die Sie sicherlich nicht alle in guter Erinnerung haben dürften.

Heute sieht ein Zirkeltraining ganz anders aus. Es stehen entweder moderne Fitness-Geräte zur Verfügung, wie das in den Mrs.Sporty-Clubs der Fall ist, oder man setzt ausgewählte, funktionelle Ganzkörperübungen ein, wie wir sie in unseren Zirkeltrainings-Programmen für das Training zu Hause zusammengestellt haben.

Zirkeltraining heute = zeitsparend und effektiv Zirkeltraining ist also kein Trendthema, sondern ein vielfach erprobtes und bewährtes Konzept, das gerade in jüngster Vergangenheit durch die Mrs.Sporty-Clubs eine Renaissance erlebt. Im Vergleich zu früher geht es heute nicht mehr um sehr hohe Anstrengungen oder darum, sich in kürzester Zeit «auszupowern» (auch wenn das prinzipiell für gut Trainierte möglich ist). Wir setzen vielmehr auf moderate Belastungen, die ebenfalls zu guten Verbesserungen führen. Allerdings geht das bei uns deutlich gelenkfreundlicher und komfortabler über die Bühne als früher.

Das alles schafft das Zirkeltraining

Beim Mrs.Sporty-Zirkeltraining geht es nicht um Trainingserfolge in einzelnen «Spezialdisziplinen», sondern um vielseitige Effekte. Dabei steht vor allem die Kombination von Kräftigungs- und Ausdauertraining im Vordergrund. Damit man beides unter einen Hut bekommt, müssen drei wesentliche Anforderungen erfüllt sein.

Anforderung 1: Das Herz-Kreislauf-System muss kontinuierlich in einem mittel-intensiven Bereich beansprucht werden. Das erreichen wir, indem beim Zirkeltraining Kräftigungs- und Ausdauerelemente ohne Pause aneinandergereiht werden.

Anforderung 2: Die Kräftigungsübungen dürfen nicht zu intensiv sein, damit die Muskeln auch ohne ausreichende Erholungspause auskommen und nicht übersäuern. Ein optimaler Intensitätsbereich liegt ungefähr bei 40 bis 50 Prozent der Maximalkraft. Das entspricht in etwa der Hälfte der Kraft, die Sie maximal bei einer Übungswiederholung aufbringen können.

Anforderung 3: Die Muskeln dürfen beim Training – auch über die gesamte Zeit gesehen – nicht übersäuern (siehe dazu auch Seite 140), da dies den Ausdauereffekt beeinträchtigen würde. Beim Zirkeltraining klappt das, weil Sie sich

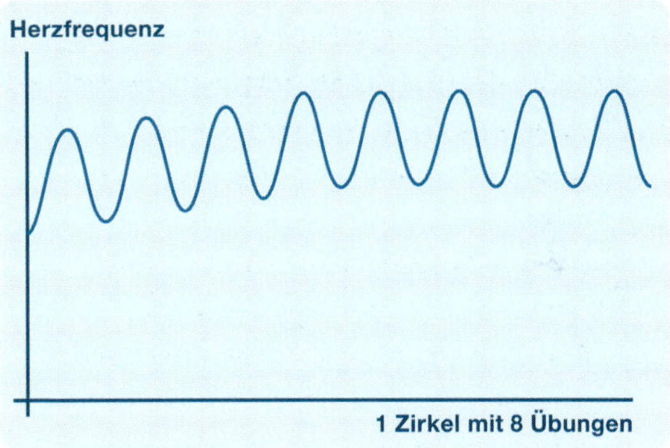

Vereinfachte Darstellung des typischen Belastungsverlaufs beim Zirkeltraining

a) bei den Kräftigungsübungen nicht bis an die Grenze belasten,
b) anschließend Ausdauerelemente einbauen, bei denen sich die Muskeln auf aktive Weise erholen können, und
c) die Kräftigungsübungen so angeordnet sind, dass nie dieselben Muskelgruppen unmittelbar nacheinander belastet werden.

Dass dieses Prinzip nicht nur in der Theorie, sondern auch in der Praxis perfekt funktioniert, belegen wissenschaftliche Untersuchungen. Dabei wurde das Training unter «Live»-Bedingungen analysiert (siehe dazu Seite 141 ff.).

Training mit mittlerer Intensität – mehr muss nicht sein!

Bei unserem Zirkeltraining ist es also wenig sinnvoll, an die Belastungsgrenze zu gehen. Der Anstrengungsgrad sollte sich vielmehr in einem mittel-intensiven Bereich einpendeln (siehe dazu Seite 143–146), damit Sie auch wirklich den angestrebten Doppeleffekt, also sowohl eine Verbesserung der Kraft als auch der Ausdauer, erreichen.

Dieses moderat dosierte Training hat übrigens auch den Vorteil, dass es als wesentlich komfortabler empfunden wird, da es erst gar nicht zu einer «Quälerei» kommt. Da die Muskeln nicht übersäuern, also nicht vorzeitig ermüden, können auch die Bewegungen besser kontrolliert werden, was Sie wiederum vor Überlastungen und Verletzungen schützt. Denn Verletzungen entstehen vor allem dann, wenn Sie mit müden Muskeln trainieren.

Auch dem Koordinationstraining kommen diese sanften Belastungen entgegen. Denn auch hier kommt es – ähnlich dem Grundlagen-Ausdauer-Training – nur dann zu Verbesserungen, wenn keine zu starke Ermüdung vorliegt und man sich voll auf die Bewegungsqualität konzentrieren kann.

«Ich kann mir ein Leben ohne Bewegung und Sport gar nicht vorstellen. Ich würde mir wünschen, dass Sie das eines Tages auch von sich sagen können. Und genau dabei soll Ihnen unser Bewegungsprogramm helfen.» STEFANIE GRAF

Komfortabler, sicherer und dabei noch Zeit sparend

Der große Vorteil des Zirkeltrainings liegt also in den vielseitigen Trainingseffekten und dem vergleichsweise geringen Zeiteinsatz, ein gesundes Fitnesstraining eben, das nicht einseitigen Zielen wie etwa einem enormen Muskelaufbau oder Ausdauerhöchstleistungen hinterherjagt. Unsere Zirkel-Programme zielen ganz im Gegenteil auf eine gute allgemeine Fitness ab. Damit werden Rücken, Gelenke und Knochensubstanz gestärkt, das Herz-Kreislauf-System jung und leistungsfähig erhalten und die Muskulatur als größter Energieverbraucher aufgebaut. All das hilft Ihnen abzunehmen beziehungsweise langfristig Ihr Gewicht zu halten.

GUT ZU WISSEN:

- *Beim Zirkeltraining sollten Sie in einem moderaten Anstrengungsbereich trainieren und dabei immer in Bewegung bleiben.*
- *Teilen Sie Ihre Kräfte gut ein, damit Sie alle Übungen bis zuletzt sauber durchführen können.*
- *Versuchen Sie, sich nicht zu hoch zu belasten. Denn das reduziert den Ausdauereffekt und behindert die Verbesserung der koordinativen Fähigkeiten.*

3 mal 30 Minuten – das optimale Maß

30 Minuten voller Bewegung ...

Unsere Erfahrungen und Studienergebnisse zeigen, dass ein 30-minütiges Training ausreicht, um die angestrebten Verbesserungen in die Wege zu leiten.

Wenn Sie schon über ein wenig Fitness-Erfahrung verfügen, dann mag Ihnen das vielleicht kurz vorkommen, trainiert man doch in den meisten Studios doppelt oder gar dreimal so lange. Doch wenn Sie genau hinsehen und vergleichen, wird auch schnell klar, warum das so ist: Bei unseren 30 Minuten handelt es sich um eine Netto-Trainingszeit. Hier sind Sie ohne Unterbrechung gefordert – im Gegensatz zum Fitness-Studio, wo es immer wieder zu Wartezeiten zwischen den Geräten kommt, was das Training in die Länge zieht. Deshalb und weil es sich um ein ausgeklügeltes, in sich schlüssiges Zirkelkonzept handelt, stimmt die Aussage, dass bei unserem Zirkel die Würze in der Kürze liegt.

Ehrlich gesagt, lässt ein 30-minütiges Trainingspensum kaum noch Ausreden zu, man hätte nicht genügend Zeit (zumal beim Training zu Hause keine Zeit für An- und Abfahrt anfällt). Schauen Sie in Ihren Terminkalender und finden Sie die kleinen Nischen, in die Ihr Training (dreimal pro Woche 30 Minuten) passt.

Dreimal pro Woche

Wir werden oft gefragt, wie oft man denn pro Woche trainieren solle. Auch hier haben wir eine klare Antwort für Sie: Das Optimum besteht darin, dreimal wöchentlich das 30-minütige Zirkeltraining durchzuführen. Dabei ist es allerdings wichtig, dass Sie die Trainingseinheiten möglichst gleichmäßig über die Woche verteilen. Sie sollten also jeden zweiten, spätestens jeden dritten Tag trainieren, damit die Rechnung aufgeht. Dies heißt aber auch, dass Sie nicht (oder nur im Ausnahmefall) an zwei aufeinanderfolgenden Tagen oder gar täglich trainieren sollten.

Effekte programmieren

Warum wir genau diesen Trainingsrhythmus empfehlen? Ganz einfach: Der Körper baut mit jeder Trainingseinheit zunächst seine Energiedepots ab, die er in der folgenden Regeneration – vor allem nachts im Schlaf – wieder auffüllt.

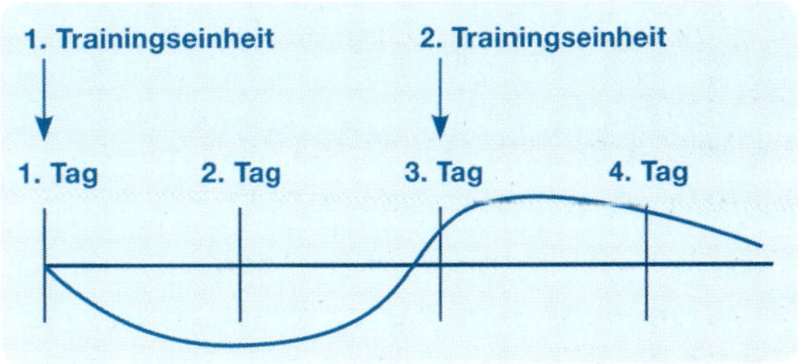

Optimales Timing von Belastung und Erholung. Nach einem Tag Pause sind die Energiedepots wieder gefüllt, der Körper ist voll leistungsbereit.

Da der Körper durch das Training das Signal bekommt, dass er sein «Konto» für das nächste Mal etwas erhöhen muss, füllt er seine Energiedepots nach dem Training ein wenig mehr auf als vorher, er erhöht quasi seine «Kreditlinie». Wenn dann nach zwei Tagen die nächste Trainingseinheit folgt, ist der Körper gut gewappnet und kann ein wenig mehr leisten als noch beim letzten Training. Dieser Prozess geht natürlich nicht sprunghaft vonstatten, sondern eher schleichend. Wenn Sie diesen Rhythmus einhalten, schaukeln sich diese kleinen Effekte von Mal zu Mal auf, bis Sie eines Tages eine deutlich mess- und spürbare Verbesserung erreichen.

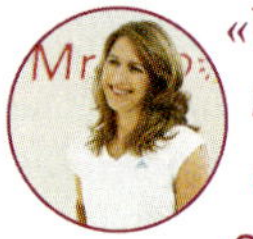

«Wenn man nur wenig Zeit zur Verfügung hat, muss das Sportangebot möglichst einfach und schnell zu erreichen und das Training ohne viel Aufwand durchzuführen sein.»

STEFANIE GRAF

Der Rhythmus macht's

Wenn Sie mit dem Training allerdings zu lange warten, baut sich dieser Bonus wieder ab, und Sie treten auf der Stelle. Deshalb reicht ein Training pro Woche nur aus, um das Niveau zu halten, Verbesserungen sind dann nicht drin.

Wenn Sie die Trainingseinheiten umgekehrt zu dicht (zum Beispiel täglich) aneinanderreihen, kann es sein, dass die Energiespeicher noch nicht wieder ausreichend regeneriert, sprich aufgefüllt sind. Dann kann es – Ihrem Trainingsfleiß zum Trotz – sogar zu einem Leistungsabfall kommen, was natürlich nicht Sinn und Zweck des Trainings ist.

GUT ZU WISSEN:

- *30 Minuten konzentrierten Trainings reichen aus.*
- *2- bis 3-mal wöchentlich trainieren bringt die besten Effekte.*
- *Die Trainingseinheiten gleichmäßig über die Woche verteilen, da nur dann eine optimale Regeneration stattfinden kann.*

Der Erfolg gibt uns recht

100 Frauen zufrieden – ein starkes Argument!

Gemeinsam mit der Zeitschrift *Fit For Fun* wurden von Mrs.Sporty 100 Studienteilnehmerinnen gesucht, die über drei Monate am Zirkeltraining in den Sport-Clubs teilnehmen wollten. Dabei sollte es sich um Frauen handeln, die bis dahin kaum oder gar keinen Sport getrieben hatten und die bereits deutlich an Übergewicht litten.

Am Anfang und am Ende des Trainingszeitraums stand ein umfassender Fitness-Check, der in vier Mrs.Sporty-Clubs an unterschiedlichen Standorten von den Mitarbeitern des renommierten Kölner Instituts für Prävention und Nachsorge (IPN) durchgeführt wurde.

Erfolge auf der ganzen Linie

Die Ergebnisse bestätigten eindrucksvoll die bisherigen positiven Erfahrungen des Zirkeltrainings in den Mrs.Sporty-Clubs. So verbesserten sich die Teilnehmerinnen in sämtlichen getesteten Fitness-Bereichen, sprich Ausdauer, Rumpfmuskelkraft, Koordination, Beweglichkeit und Körperfettanteil.

Diese Ergebnisse sind natürlich sehr motivierend für alle Teilnehmerinnen, denn sie bestätigen, dass man auf dem richtigen Weg ist und bereits innerhalb von drei Monaten mess- und fühlbare Fortschritte erzielen kann.

Auch in puncto Abnehmen kam es zu guten Resultaten, da unsere Probandinnen durchschnittlich vier Kilo reines Fett abbauen und gleichzeitig den Bauchumfang um fünf Zentimeter verringern konnten.

Schutzfaktoren aufbauen

Eine gute Fitness ist übrigens ein eigenständiger gesundheitlicher Schutzfaktor. So konnte nachgewiesen werden, dass trainierte Menschen, auch wenn sie leicht übergewichtig sind, ein um die Hälfte geringeres Herzinfarktrisiko tragen als untrainierte Normalgewichtige. Daher gilt tatsächlich: Lieber fit und etwas mollig als schlank und schlapp!

Positive Effekte in jeder Hinsicht

Erfreulicherweise machen sich die Trainingseffekte nicht «nur» körperlich und figürlich bemerkbar. 97 Prozent der Teilnehmerinnen gaben im Abschlussfragebogen an, dass sich ihre Lebensqualität insgesamt verbessert hatte. 75 Prozent berichteten sogar von einer großen Verbesserung. Entsprechend positiv fiel auch die Gesamtbewertung zum Mrs.Sporty-Zirkeltraining aus: 95 Prozent der Teilnehmerinnen würden das Konzept ihren Freundinnen empfehlen.

Das ist nur ein kleiner Vorgeschmack, was mit dem Zirkeltraining alles möglich ist. Detaillierte Ergebnisse und mehr Hintergrundinformationen hierzu finden Sie ab Seite 147.

Dokumentieren auch Sie Ihre Fortschritte

Sie sind beeindruckt von den Ergebnissen der Studie und hätten auch gern gewusst, wie das Mrs.Sporty-Training bei Ihnen einschlägt? Dann dokumentieren Sie doch einfach selbst Ihre Fortschritte. Wir haben für Sie einen Fitnesstest vorbereitet, der Ihre aktuelle Fitness abfragt. Dort können Sie Ihre Ergebnisse zu Beginn des Trainings eintragen und dann in regelmäßigen Abständen prüfen. Alle Infos, wie Sie vorgehen, wie Sie sich einordnen und schon bald Ihre Fortschritte ablesen können, finden Sie ab Seite 31.

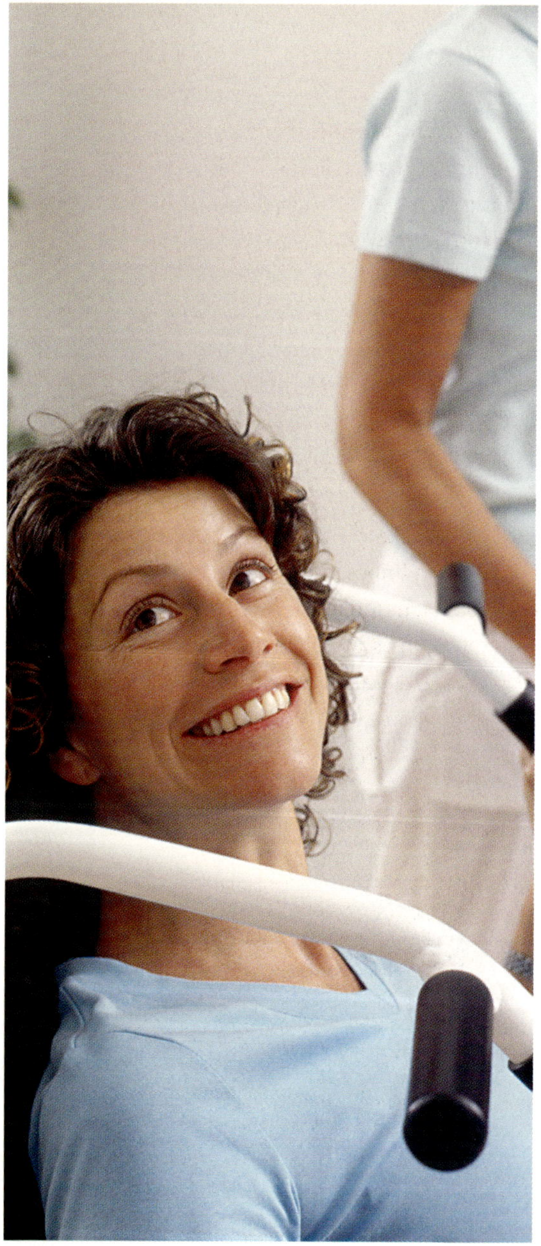

GUT ZU WISSEN/FAZIT

- *Einsteiger können bereits in drei Monaten deutliche Verbesserungen ihrer Fitness erzielen.*
- *Beim Training wird viel Fett abgebaut, und auch der Bauchumfang nimmt ab.*
- *In Sachen Gesundheit gilt: Lieber mollig und fit als schlank und schlapp!*

Entdecken Sie Ihre Figur!

Gesund abnehmen ist möglich!

Weil wir aus der täglichen Erfahrung wissen, wie wichtig die Themen Gewichtskontrolle, Abnehmen und Figurtraining für die meisten Frauen in unserer Zielgruppe sind, möchten wir – bevor es dann in den Praxisteil geht – auf dieses Thema grundsätzlich und etwas ausführlicher eingehen.

«Bewegung statt Diäten» ist nach modernen wissenschaftlichen Erkenntnissen der Schlüssel zur Gewichtskontrolle beziehungsweise zum gesunden Abnehmen. Heute weiß man, dass Diäten ohne Bewegungsprogramme nicht nur langfristig versagen, sondern sogar schaden, da es früher oder später zum berüchtigten «Jo-Jo-Effekt» kommt. Das liegt vor allem daran, dass man beim reinen Abnehmen mit Hilfe einer Diät leider auch überproportional Muskelmasse abbaut. Denn im Falle einer Mangelsituation – und als solche sieht der Körper eine kalorienreduzierende Diät – greift er schon einmal seine eigene Substanz an und baut Proteine, sprich Muskeln, ab. Das ist aus gesundheitlicher Sicht grundverkehrt, denn es führt auf Dauer zu einer erneuten, noch höheren

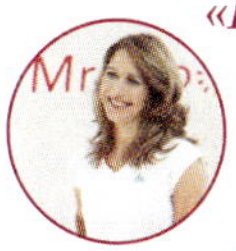

«Das Mrs.Sporty-Konzept kombiniert Bewegung mit gesunder Ernährung und erzielt dadurch optimale Ergebnisse, um gesund und nachhaltig Gewicht zu verlieren. Nur diese Kombination allein ist wirklich effektiv und gesund.»

STEFANIE GRAF

Vereinfachte Darstellung des Abnehmverlaufs mit und ohne Bewegung bzw. Jo-Jo-Effekt

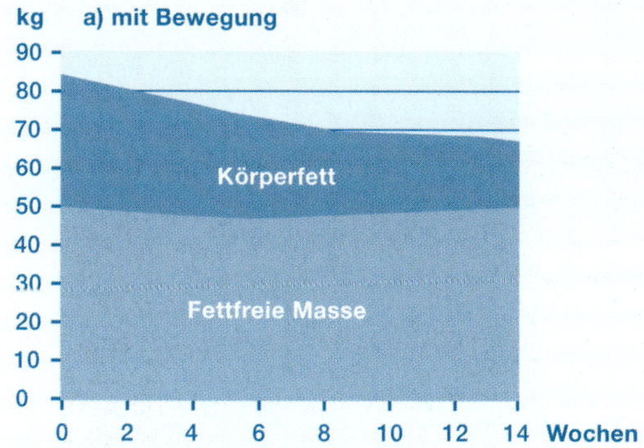

Fett wird kontinuierlich abgebaut, die Muskulatur wird erhalten bzw. nimmt zu.

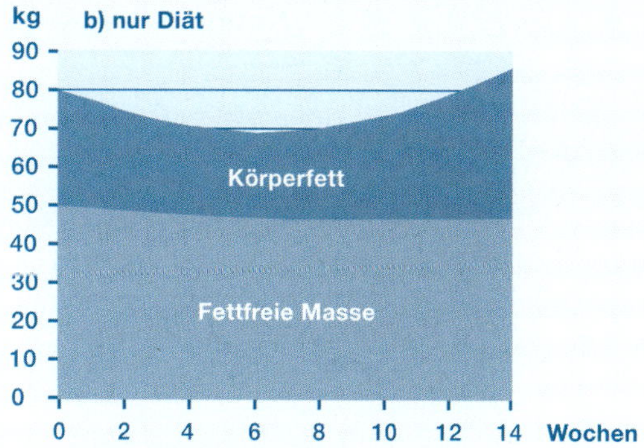

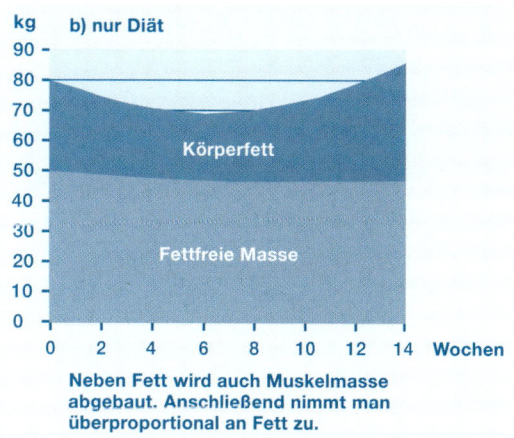

Neben Fett wird auch Muskelmasse abgebaut. Anschließend nimmt man überproportional an Fett zu.

Gewichtszunahme. Doch keine Angst: In diese Falle werden Sie bei uns nicht tappen, da Sie Ihre Muskulatur auf- statt abbauen.

Muskeln machen schlank

Wie entscheidend die Muskulatur für die Gewichtskontrolle ist, lässt sich an folgendem Zusammenhang erkennen: Unser Grundumsatz (also die Energie, die der Körper unter Ruhebedingungen verbraucht) macht mit 60 bis 80 Prozent den größten Teil Ihres gesamten Energieumsatzes aus. Wie hoch Ihr Grundumsatz insgesamt ist, hängt wiederum maßgeblich davon ab, wie gut oder schlecht Ihre Muskulatur trainiert ist. Je mehr Muskelmasse Ihnen als «Verbrennungsmotor» zur Verfügung steht, desto mehr Energie können Sie verbrennen – und das rund um die Uhr. Leider gilt hier auch der Umkehrschluss: Je geringer der Muskelanteil, desto weniger Energie wird für den Grundumsatz benötigt und umso leichter nimmt man zu. Allein deshalb ist wichtig, die Muskulatur aufzutrainieren beziehungsweise zu erhalten – und nicht etwa durch eine Diät sogar noch Muskelmasse einzubüßen.

«Viele Frauen haben Angst, durch allzu hartes Training zu Muskelpaketen zu werden – und meiden Geräte deshalb von vornherein. Um diese Hemmschwelle abzubauen, haben wir bei unserem Fitness-Konzept den Muskelaufbau mit einem Konditionstraining kombiniert.» STEFANIE GRAF

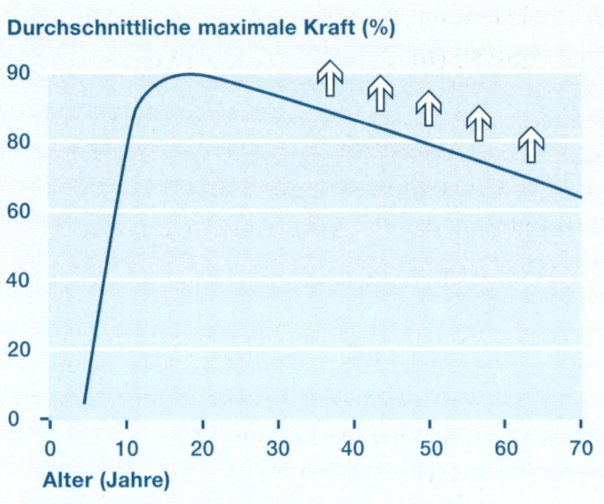

Grafik zum Kraftabbau im Alter
(nach Hollmann, W.; Hettinger, Th.)

Muskelabbau: nein danke

Muskeltraining ist nur etwas für junge Menschen? Im Gegenteil: Mit steigendem Lebensalter kommt es, hormonell bedingt, zu einer allmählichen Abnahme der Muskelsubstanz. Meist macht sich das um den 40. Geburtstag herum besonders deutlich bemerkbar. Ungünstigerweise nimmt bei vielen Frauen gerade in diesen Jahren auch die Lust an der Bewegung ab, was sich dann doppelt ungünstig auswirkt: Die Muskulatur baut ab, und man verbraucht auch sonst weniger Energie. Da man aber nach wie vor genauso viel und gern isst, entsteht ein Kalorienüberschuss, und man nimmt unweigerlich zu. Mit diesem Hintergrundwissen ist verständlich, worüber sich viele wundern: warum viele Frauen mit dem Älterwerden «normal» essen und trotzdem an Körperfett zulegen.

Regelmäßige Bewegung und ein gezieltes Muskeltraining lohnen sich gerade mit zunehmendem Alter. Sie erhalten Ihre Muskelzellen und sorgen so für einen höheren Kalorienverbrauch.

Wann ist man überhaupt zu dick?

Nimmt man den gängigen Body-Mass-Index (BMI; siehe Seite 28) als Maßstab, sind etwa zwei Drittel aller Deutschen übergewichtig und über ein Fünftel sogar fettsüchtig (adipös).

Wenn die Körperwaage «lügt»

Die alleinige Bewertung mittels BMI hat jedoch ihre Tücken. Denn bei diesem einfachen Rechenverfahren wird lediglich die Körpermasse bewertet, die auf die Personenwaage drückt. Dabei wird die Frage vernachlässigt, wie sich diese Masse zusammensetzt. So kommt es nicht selten vor, dass gut trainierte Frauen zu Unrecht als «übergewichtig» eingestuft werden, weil eine gut trainierte Muskulatur nun einmal schwerer ist als Fettgewebe. Umgekehrt kann es passieren, dass untrainierte Frauen mittels BMI «Normalgewicht» bescheinigt bekommen, auch wenn ein relativ hoher Fettanteil vorliegt.

Diese Fehleinschätzungen können bis zu einem BMI von 29 auftreten. Bei Werten ab 30 ist dann in der Tat von einem deutlichen Übergewicht auszugehen.

Der Körperfettanteil – ein verlässliches Maß

Wer es genauer wissen möchte, ist mit einer Bestimmung des Körperfettanteils auf der sicheren Seite. Dabei wird das Verhältnis von Körperfett zu fettfreier Masse bestimmt. Mit professionellen Geräten (Vorsicht vor billigen Fettwaagen!) und bei fachlich korrekter Durchführung erhalten Sie deutlich aussagekräftigere Ergebnisse, als dies eine Berechnung des BMI leisten kann.

Risikofaktor inneres Bauchfett

Wenn wir über Körperfett und Übergewicht sprechen, geht es aus gesundheitlicher Sicht allerdings noch um ein anderes Thema: das innere Bauchfett. Neue Studien belegen, dass ein zu großer Bauchumfang als wesentlicher Risikofaktor für Herz-Kreislauf- und Stoffwechsel-Krankheiten wie Arteriosklerose, Fettstoffwechselstörungen und Diabetes anzusehen ist. Gemeint ist hier nicht das Unterhautfettgewebe, das man als Bauchfalte greifen kann, sondern das im Organbereich abgelagerte Fett, das auf Dauer krank machende Prozesse auslösen kann.

Wie lässt sich das ermitteln? Ganz einfach, indem Sie Ihren Taillenumfang messen. Für Frauen liegt der Grenzwert bei 88 Zentimeter Bauchumfang. Wer das gesundheitliche Risiko noch niedriger halten möchte, sollte einen Wert unter 80 Zentimeter anstreben.

Weil dieser Test so einfach und dabei so wichtig ist, haben wir ihn in unseren Fitness-Test integriert, den Sie ab Seite 32 finden. Dort erfahren Sie dann auch ganz genau, wie Sie den Bauchum-

ERMITTELN SIE IHREN BODY-MASS-INDEX (BMI)

- *Der BMI ist nichts anderes als eine Rechenformel, bei der das Körpergewicht (kg) durch die Körperlänge (m) im Quadrat geteilt wird. Dafür benötigen Sie nicht mehr als eine Waage und einen Taschenrechner, mit dem Sie mit unten stehender Formel Ihren persönlichen BMI bestimmen. Das Ergebnis ordnen Sie dann wie unten beschrieben ein und haben damit einen Anhaltspunkt, wo Sie in etwa stehen.*

- *Ein Beispiel: Bei einem Körpergewicht von 79 kg bei einer Körpergröße von 1,69 m berechnet sich der BMI wie folgt:*

$$\frac{79}{1{,}69 \times 1{,}69} = 27{,}6$$

BEWERTUNG:

- *Liegt Ihr BMI unter 25 gehören Sie zu den Normalgewichtigen. Bei einem BMI zwischen 25 und 29 spricht man von leichtem Übergewicht, ab 30 von starkem Übergewicht oder Adipositas (= Fettsucht).*

fang exakt messen und wie Sie Ihr Ergebnis richtig interpretieren.

Damit haben Sie drei Möglichkeiten kennengelernt, mit deren Hilfe Sie prüfen können, ob Sie tatsächlich übergewichtig sind oder nicht.

Und natürlich ist es – so lange die Grenzwerte nicht deutlich überschritten werden – auch immer eine individuelle Frage, ob man sich in seiner Haut wohl fühlt und wie man mit sich selbst klarkommt. Wenn jedoch andere Risikofaktoren vorliegen, etwa wenn die Gelenke wegen des Übergewichts schmerzen, sollten Sie noch einmal einen zweiten Blick auf Ihre Ergebnisse werfen …

Wichtig

Lassen Sie sich von den Testergebnissen und Normwerten nicht verrückt machen. Nehmen Sie sie zur Orientierung und analysieren Sie Ihre ganz persönliche Situation. Damit treffen Sie für sich selbst sicher die beste Bewertung.

Bewegen statt aussitzen

Wenn Sie Ihr Körpergewicht reduzieren oder – besser ausgedrückt – Fett abbauen wollen, ist es aus gesundheitlicher Sicht unumgänglich, den Hebel zuerst bei der Bewegung anzusetzen. Denn wer einseitig auf Diäten setzt, vertagt sein Gewichtsproblem lediglich auf später und macht es auf Dauer nur noch schlimmer. Lassen Sie sich also nicht von neuen Diäten und angeblichen Wundermitteln blenden: Niemand kann seine Gewichtsprobleme einfach aussitzen oder wegspülen. Man wird sie nur los, wenn man ihnen aktiv begegnet. Das heißt natürlich nicht, dass wir die Bedeutung einer gesunden Ernährung in Frage stellen. Doch wir haben in unserem Konzept den Fokus auf Aktivität und Bewegung gelegt und besprechen dieses Thema hier im Detail. Dem Thema «Gesunde Ernährung» können wir hier diesen Raum nicht einräumen, haben ihm aber ein eigenes Kapitel gewidmet (siehe dazu Seite 161 ff.).

Wissen macht schlank

Insgesamt ist es uns wichtig, dass Sie verstehen, wie es zu Gewichtsproblemen kommt und wie Sie ihnen begegnen können. Wer diese Mechanismen begriffen hat, dem fällt die Gewichtskontrolle erfahrungsgemäß wesentlich leichter. Wie positiv sich ein gesundes Körpergewicht auf Ihren Körper auswirkt, zeigt die nebenstehende Tabelle. Hier haben wir zusammengefasst, was eine Gewichtsabnahme von 10 Kilogramm alles bewegen kann.

Nüchternblutzucker	um 50 % reduziert
Diabetes-Sterblichkeit:	um 30 % reduziert
Risiko, vorzeitig zu versterben	um 20 % reduziert
Übergewichtsbedingte Krebserkrankungen:	um 40 % reduziert
Triglyceridspiegel:	um 30 % reduziert
Gesamt-Cholesterinwert:	um 10 % reduziert
(«schlechtes») LDL-Cholesterin	um 15 % reduziert
(«gutes») HDL-Cholesterin	um 8 % erhöht
Systolischer Blutdruck	um 10 mmHg reduziert
Diastolischer Blutdruck	um 20 mmHg reduziert

Pape, D.; Schwarz, R.; Gillesen, H.: Satt, schlank, gesund. Köln 2003

Der Mrs.Sporty-Zirkel: der Schlüssel zum gesunden Abnehmen

Das Mrs.Sporty-Zirkeltraining wirkt sich gleich mehrfach positiv auf das Abnehmen beziehungsweise die Gewichtskontrolle aus.

- Die Kräftigungsübungen sorgen für den Erhalt von «Magermasse» (= Muskulatur) und bauen nach und nach sogar neue auf. Dadurch steigt Ihre Zahl an stoffwechselaktiven «Brennöfen», sodass Sie allein schon über diesen Weg mehr Kalorien verbrauchen, und das rund um die Uhr. So führt jedes Kilogramm mehr an Muskulatur innerhalb eines Jahres zu einem Abbau von etwa 1,5 Kilogramm Körperfett!
- Hinzu kommt ein hoher Energieverbrauch *während* des Trainings, der ebenfalls zur Gewichtsabnahme führt.
- Doch auch noch einige Stunden *nach dem Training* ist ein erhöhter Energieverbrauch messbar; man spricht hier vom sogenannten Nachbrenn-Effekt, der sich ebenfalls günstig auf die Energiebilanz auswirkt.

3-fach-Strategie zur Gewichtskontrolle

In Sachen Abnehmen und Gewichtskontrolle wirkt das Mrs.Sporty-Zirkeltraining also dreifach positiv:

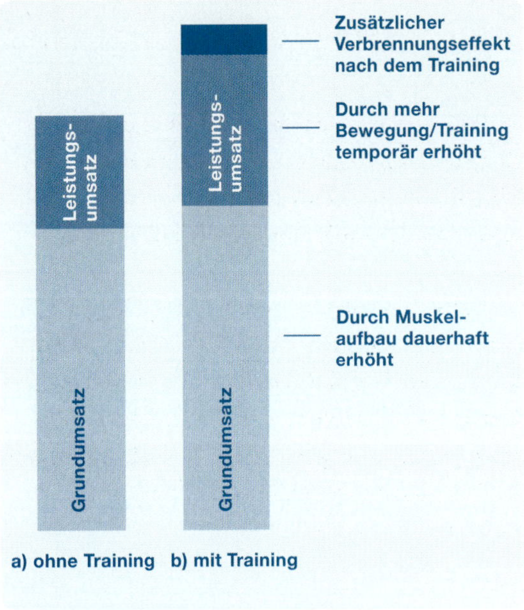
Zusätzlicher Verbrennungseffekt nach dem Training
Durch mehr Bewegung/Training temporär erhöht
Durch Muskelaufbau dauerhaft erhöht
Leistungsumsatz
Grundumsatz
Leistungsumsatz
Grundumsatz
a) ohne Training
b) mit Training

Darstellung der unterschiedlichen Verbrennungseffekte

1. Durch Muskelaufbau kommt es langfristig zu einem höheren Energieverbrauch – und das 24 Stunden jeden Tag.
2. Während des Trainings wird viel Energie verbraucht.
3. Auch nach dem Training ist der Energieverbrauch noch über Stunden erhöht.

Und bitte missverstehen Sie uns nicht: Der von uns empfohlene Muskelaufbau hat nichts mit «Bodybuilding» oder «Muskelpaketen» zu tun. Sie können sicher sein: Ein unerwünschtes Muskelwachstum tritt beim Mrs.Sporty-Programm nicht auf! Sie entwickeln Ihre Muskulatur vielmehr entsprechend dem aus gesundheitlicher Sicht empfehlenswerten Maß.

Training mit erwünschten Nebenwirkungen

Es kommt mit dem Mrs.Sporty-Zirkeltraining zu positiven und durchaus erwünschten «Nebeneffekten»: Sie reduzieren damit nämlich nicht nur Ihren Anteil an Körperfett, sondern straffen auch noch Ihren Körper, bekommen eine aufrechtere Körperhaltung, wodurch sich Ihre Figur insgesamt verbessert.

GUT ZU WISSEN:

- *Diäten ohne Bewegung führen zum Jo-Jo-Effekt.*
- *Eine trainierte Muskulatur ist der Schlüssel zum gesunden Abnehmen.*
- *Übergewicht ist nicht gleich Übergewicht: Testen Sie sich selbst.*
- *Nur wer vernünftig abnimmt, tut seiner Gesundheit etwas Gutes.*

Der Fitness-Check

Überprüfen Sie Ihre aktuelle Fitness

Bevor Sie mit dem Zirkeltraining loslegen, sollten Sie unseren kurzen Fitness-Check durchführen. Das hat den Vorteil, dass Sie zum einen genau wissen, wo Sie heute stehen, und Sie in der Folge schwarz auf weiß vorliegen haben, wie Sie sich durch das Training im Laufe der Zeit verbessern.

Wir haben dafür fünf einfache, aber umso aussagekräftigere Tests ausgewählt, die Ihnen zeigen,
a) wie fit Sie insgesamt sind und
b) wo Ihre persönlichen Stärken beziehungsweise Schwächen liegen.

Alles, was Sie für den Test brauchen, sind ein Stift, ein Maßband, eine Uhr mit Sekundenangabe und eine Treppenstufe (Gesamthöhe ca. 35 cm).

Führen Sie den Test am besten gemeinsam mit einem Partner durch, der aufpasst, dass alles korrekt abläuft, und der die Ergebnisse notiert. Bitte halten Sie sich, wenn möglich, an die vorgegebene Reihenfolge.

Machen Sie Ihren Fortschritt transparent

Der Fitness-Test zeigt Ihnen mit Hilfe der Re-Tests deutlich, wie schnell und sicher Sie sich mit unserem Zirkeltraining und den vielen Tipps für Alltag, Beruf und Freizeit verbessern und in Form bringen. Dabei sollten Sie sich einfach von Ihren Ergebnissen motivieren und anspornen lassen: Wenn Sie sich verbessert haben, haben Sie eine Bestätigung, dass Sie auf dem richtigen Weg sind. Geht es einmal nicht vorwärts oder werden Ihre Ergebnisse gar schlechter, wissen Sie sofort, dass hier Handlungsbedarf besteht. Dann können Sie schnell den «Schalter» umlegen und so das von Ihnen angestrebte Trainingsziel doch noch erreichen.

Deshalb empfehlen wir, den Test in regelmäßigen Abständen, am besten alle vier bis sechs Wochen, zu wiederholen. Denn so haben Sie einen lückenlosen Überblick, wie es mit Ihrer Fitness vorwärtsgeht. Und genau das ist die «Extraportion Motivation», die Ihnen hilft, dauerhaft aktiv zu bleiben.

Test ①

Testen Sie Ihre Koordination

Einbeinstand

Mit Hilfe des Einbeinstandes können Sie Ihr Gleichgewichtsvermögen testen, das einen wichtigen Teil Ihrer Koordination ausmacht. Je besser Sie hier abschneiden, desto besser ist auch Ihre Körperkontrolle. Wer eine gute Koordination aufweist, profitiert dadurch nicht nur in puncto Gesundheit und Körperhaltung, sondern fördert auch noch seine Leistungsfähigkeit im Sport.

Und so geht's: Stellen Sie sich, am besten ohne Schuhe, auf einen ebenen Untergrund und heben Sie ein Bein leicht an. Das angehobene Bein darf das Standbein dabei nicht berühren. Ihre Hände legen Sie dabei locker an die Hüfte.

Versuchen Sie nun, in den verschiedenen Positionen (Schwierigkeitsgraden) das Gleichgewicht zu halten. Gewertet wird die Position, die Sie stabil – also ohne Ausweichbewegungen – anforderungsgerecht durchführen können. Los geht's:

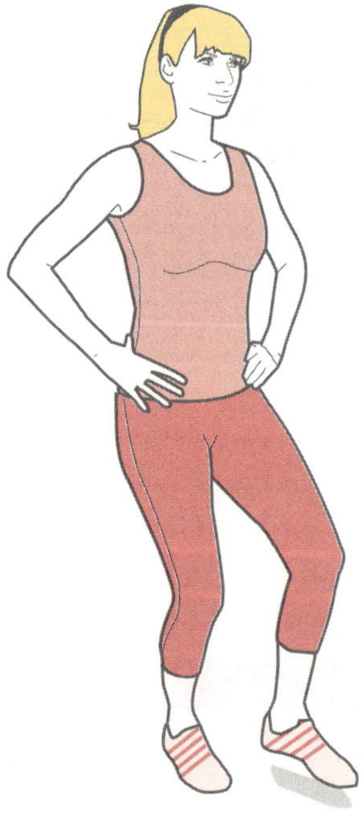

Welche Position schaffen Sie?

1	Der Einbeinstand kann nicht oder weniger als 5 Sekunden ausbalanciert werden.
2	Sie schaffen es, mindestens 5 Sekunden auf einem Bein stabil zu stehen.
3	Sie können mindestens 10 Sekunden ausbalanciert stehen bleiben.
4	Sie können zusätzlich die Augen schließen und den Einbeinstand mindestens 5 Sekunden fortsetzen.
5	Sie schaffen den Einbeinstand mindestens 5 Sekunden mit geschlossenen Augen und nach oben gestreckten Armen.
6	Sie können mit geschlossenen Augen und nach oben gestreckten Armen den Kopf in den Nacken nehmen und verlieren immer noch nicht das Gleichgewicht.

Auswertung:

Punktzahl: ____________________

Alter	Position				
unter 45 Jahre	1, 2	3	4	5	6
ab 45 Jahre	1	2	3	4	5, 6
Bewertung	1	2	3	4	5

Interpretation:

Bewertung	
1 = schwach	Das Gleichgewicht ist bei Ihnen eine «wackelige Angelegenheit». Seien Sie konsequent und arbeiten Sie an diesem Defizit. Machen Sie die Koordinationsübungen von Seite 99–102 zu Ihrem Pflichtprogramm und bauen Sie die Übungen hin und wieder auch als Zwischenübung in Ihren Zirkel ein.
2 = mäßig	Ihre Balance könnte besser sein. Sportliche Aktivitäten in Verbindung mit unseren gezielten Koordinationsübungen sorgen dafür, dass Sie schon bald ein befriedigendes, mittelfristig sogar ein gutes Resultat bei diesem Test erzielen.
3 = befriedigend	Ihr Gleichgewicht ist in Ordnung, jedoch noch ausbaufähig. Denn eine gute Balance ist ein wertvoller Fitness-Faktor und schützt Sie gleichzeitig vor Stürzen und beugt Verletzungen vor.
4 = gut	Alles im Lot, Sie haben die Balance im Griff. Unsere Empfehlung lautet: Erhalten Sie sich diese gute Fähigkeit durch regelmäßige körperliche Aktivitäten. Wählen Sie koordinativ anspruchsvollere Zwischenübungen im Zirkel wie zum Beispiel den «V-Step» (siehe Seite 81).
5 = super	Sie lassen sich durch nichts aus dem Gleichgewicht bringen! Sie besitzen damit auch optimale Voraussetzungen für koordinativ anspruchsvolle Aktivitäten (etwa Tanzen oder Skilaufen). Nutzen und erhalten Sie sich diesen koordinativen Bonus.

Test ②

Testen Sie Ihre Beweglichkeit

Rumpfbeugen

Bei diesem Test möchten wir herausfinden, wie es mit der Beweglichkeit auf der Beinrückseite beziehungsweise mit der Dehnfähigkeit der Rückenmuskeln aussieht. Wer hier schlecht abschneidet, ist meist auch insgesamt geringer beweglich. Damit wir uns nicht falsch verstehen: Weder beim Test noch bei den Übungen geht es darum, extrem biegsam zu werden. Doch wer normal bis gut beweglich ist (also eine gut dehnfähige Muskulatur aufweist), dem fallen Bewegungen im Alltag und in der Freizeit leichter. Außerdem sinkt mit einer guten Beweglichkeit die Gefahr, sich zu überlasten oder sich zu verletzen.

Und so geht's: Setzen Sie sich mit gestreckten Beinen auf den Boden und ziehen Sie die Fußspitzen etwa rechtwinklig zu sich heran.

Atmen Sie aus und bewegen Sie sich dabei langsam und kontrolliert so weit es geht (ohne Schwung!) nach vorn. Messen Sie die Position (z. B. Abstand der Fingerspitzen zu den Fußspitzen), die Sie schmerzfrei und bei gleichmäßiger Atmung mindestens 5 Sekunden halten können.

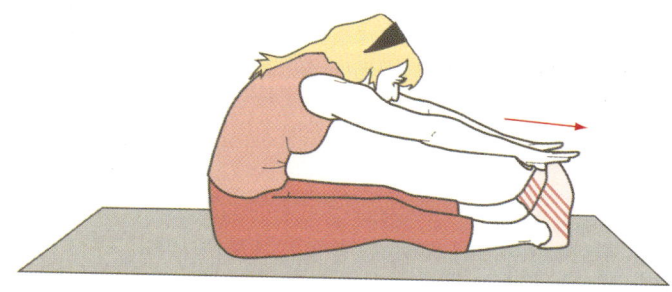

Welche Position schaffen Sie?

1	Die Fingerspitzen sind von den Zehenspitzen noch eine Handlänge oder mehr entfernt.
2	Die Fingerspitzen sind noch etwa eine Fingerlänge (bezogen auf die mittleren Finger) von den Zehenspitzen entfernt.
3	Die Fingerspitzen erreichen die Zehenspitzen
4	Die Hände überlappen die Zehenspitzen mit der gesamten Fingerlänge.
5	Sie können die Hand in voller Länge über die Zehenspitzen schieben.
6	Sie können den Arm sogar bis zum Handgelenk oder weiter über die Zehenspitzen hinausschieben.

Auswertung:

Position: ____________________

Alter	Position				
unter 45 Jahre	1, 2	3	4	5	6
ab 45 Jahre	1	2	3	4	5, 6
Bewertung	1	2	3	4	5

Interpretation:

Bewertung	
1 = schwach	Sie sind ziemlich steif – höchste Zeit, gezielt etwas dagegen zu unternehmen. Nehmen Sie sich unsere Dehnübungen vor und setzen Sie sie am besten täglich ein. So werden Sie schon bald beweglicher – das wird Ihrem Körper gut tun und Ihnen auch beim Zirkeltraining helfen.
2 = mäßig	Ihre Beweglichkeit sollte noch etwas besser werden. Setzten Sie sich ein «befriedigendes» Ergebnis als Ziel. Führen Sie vor und nach dem Zirkeltraining konsequent leichte Dehnübungen durch. Bauen Sie zusätzlich 1- bis 2-mal pro Woche – außerhalb des Zirkeltrainings – intensive Dehnübungen ein.
3 = befriedigend	Ihr Ergebnis liegt im durchschnittlichen Bereich, womit Sie grundsätzlich zufrieden sein können. Ihr Ziel sollte darin liegen, dieses Niveau zumindest zu halten besser noch etwas zu steigern. Unsere Dehnübungen helfen Ihnen dabei weiter.
4 = gut	Sie verfügen über eine überdurchschnittliche Beweglichkeit. Die damit verbundene gute Grundbeweglichkeit kommt Ihnen im Alltag und in der Freizeit zugute. Dieses Niveau sollten Sie deshalb auch auf Dauer halten!
5 = super	Sie sind sehr beweglich. Erhalten Sie sich diese Fähigkeit und achten Sie gleichzeitig darauf, Ihre Muskeln zu kräftigen. Denn gut trainierte Muskeln sind beweglich und bieten so den besten Gelenkschutz vor Verletzungen und Überlastungen.

Test ③

Testen Sie Ihre Ausdauer

Stufen-Test

Der Stufen-Test liefert Ihnen bereits nach drei Minuten einen ersten Anhaltspunkt, wie gut es um Ihre Ausdauer steht. Und die ist ein ganz wesentlicher Faktor Ihrer Fitness, denn in ihr spiegelt sich auch die Leistungsfähigkeit Ihres Herz-Kreislauf-Systems und des Stoffwechsels wider.

Und so geht's: Ermitteln Sie zunächst Ihren Ausgangspuls (notieren Sie die Schläge pro Minute). Stellen Sie sich nun unmittelbar vor eine Treppe und steigen Sie eine Doppelstufe (ca. 35 cm) mit einem Bein hoch und mit demselben Bein wieder herunter. Ihre individuelle Steigfrequenz richtet sich dabei nach Ihrem Körpergewicht.

- bis 60 kg: 30-mal/Minute (in 2 Sekunden rauf und runter);
- 61 bis 80 kg: 25-mal/Minute (in ca. 2,5 Sekunden rauf und runter):
- über 80 kg: 20-mal/Minute (in 3 Sekunden rauf und runter).

Probieren Sie zuerst etwas, bis Sie das passende Timing gefunden haben. Wenn Sie im Rhythmus sind, kann es losgehen. Steppen Sie 90 Sekunden mit dem einen Bein. Dann wechseln Sie für weitere 90 Sekunden auf das andere Bein.

Messen Sie unmittelbar nach Beendigung des Tests 15 Sekunden lang Ihren Puls und multiplizieren Sie das Ergebnis mit dem Faktor 4. Ziehen Sie von diesem Wert den vorher notierten Ruhewert ab und vergleichen Sie Ihr Ergebnis mit den altersspezifischen Werten in der Tabelle.

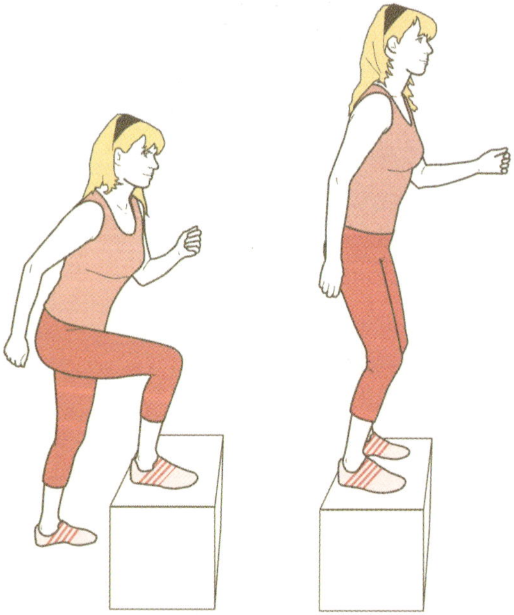

Wie hoch ist Ihr Pulsanstieg?

Auswertung:

Belastungspuls ____________________

minus Ausgangspuls ______________

= ________________________________

Alter	Pulsanstieg		
unter 45 Jahre	> 75	70–75	60–69
ab 45 Jahre	> 65	60–65	55–59
Bewertung	1	2	3

unter 45 Jahre	55–59	< 55
ab 45 Jahre	50–54	< 50
Bewertung	4	5

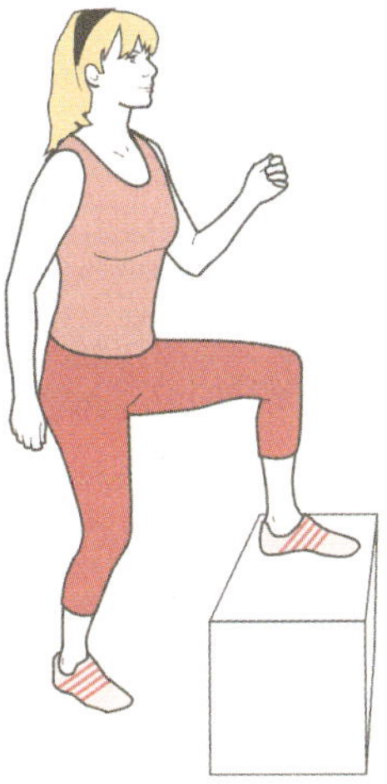

Interpretation:

Bewertung	
1 = schwach	Sie kommen recht schnell außer Atem, und Ihre Ausdauerleistungsfähigkeit liegt deutlich unterhalb des empfohlenen Normalbereichs. Aktivieren Sie Ihr Herz-Kreislauf-System. Das geht am besten mit unserem Einsteiger-Zirkel in Kombination mit möglichst viel Bewegung im Alltag. So werden Sie schon nach wenigen Wochen deutliche Verbesserungen feststellen können.
2 = mäßig	Bei diesem Test erreichen Sie noch nicht ganz den empfohlenen Bereich. Nehmen Sie das Ergebnis als Ansporn, durch ein gezieltes Training, wie das in unseren Zirkeln umgesetzt wird, ein zumindest befriedigendes Resultat zu erzielen.
3 = befriedigend	Ihr Ergebnis liegt im durchschnittlichen Bereich, ist also im Wesentlichen okay. Sie sollten trotzdem versuchen, das nächste Level zu erreichen, denn gute Ausdauerwerte stellen einen ganz wichtigen Schutzfaktor für Ihr Herz-Kreislauf-System dar.
4 = gut	Sie haben beim Stufen-Test ein überdurchschnittliches Ergebnis erzielt. Das zeigt, dass Sie bereits über eine gute Grundlage für das Zirkeltraining verfügen und damit umso bessere Resultate erzielen werden.
5 = super	Gratulation. Sie haben den Stufen-Test mit Bravour gemeistert. Wählen beim Zirkeltraining ganz gezielt Zwischenübungen, die Sie fordern und Ihren Puls moderat auf Trab halten.

Test ④

Testen Sie Ihre Kraftausdauer

Bauchmuskeltest

Wer fit ist, weist meist auch eine gut trainierte Bauchmuskulatur auf. Die Bauchmuskeln sind unter anderem auch für eine aufrechte Körperhaltung zuständig und stabilisieren den Rücken. Der folgende Test sagt Ihnen, wie gut es – am Beispiel der Bauchmuskulatur – um Ihre Kraftausdauer bestellt ist.

Und so geht's: Legen Sie sich mit aufgestellten Füßen auf den Rücken, die Arme liegen seitlich gestreckt neben dem Körper. Markieren Sie den vordersten Punkt, den Sie mit den Fingerspitzen locker erreichen. Bringen Sie eine zweite Markierung 10 cm weiter vorn an.

Heben Sie nun ohne Schwung Kopf und Schultern so weit an, dass Sie mit den Fingerspitzen die vordere Markierung erreichen. Halten Sie kurz inne und rollen Sie dann den Oberkörper wieder in die Ausgangsposition zurück, dabei im Umkehrpunkt den Kopf nicht ablegen und so die Spannung der Bauchmuskeln kontinuierlich halten. Eine komplette Bewegung dauert etwa 3 Sekunden. Wie viele Wiederholungen schaffen Sie nacheinander mit korrekter Bewegungstechnik?

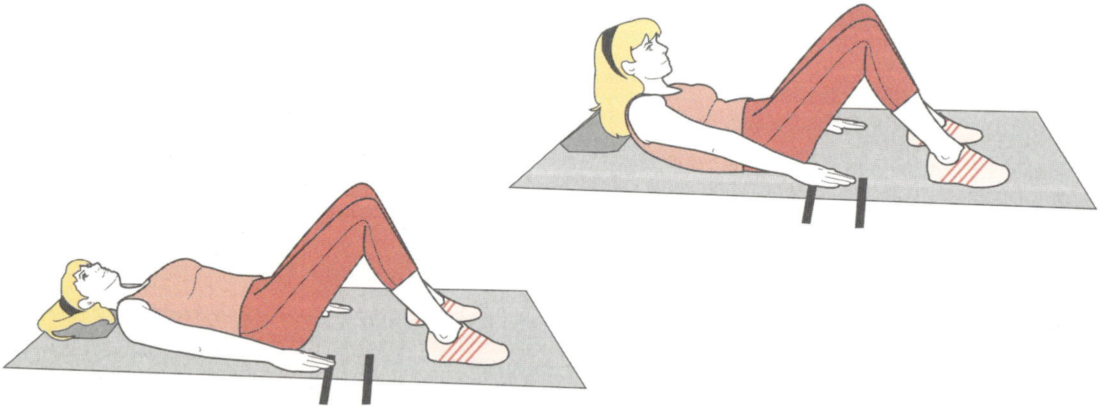

Wie viele Wiederholungen schaffen Sie?

Auswertung:
(Anzahl der Wiederholungen)

Alter	Wiederholungszahl		
unter 45 Jahre	< 15	15–19	20–24
ab 45 Jahre	< 10	10–14	15–19
Bewertung	1	2	3

unter 45 Jahre	25–29	≥ 30
ab 45 Jahre	20–24	≥ 25
Bewertung	4	5

Interpretation:

Bewertung	
1 = schwach	Sie haben es selbst bemerkt: Ihre Bauchmuskeln haben zu schnell schlapp gemacht. Lassen Sie das nicht auf sich beruhen, sondern bringen Sie die Muskeln mit unserem Zirkel in Form. Führen Sie die Bauchmuskelübung besonders konzentriert durch.
2 = mäßig	Ihre Bauchmuskelkraft könnte besser entwickelt sein. Das erreichen Sie mit unserem Zirkeltraining, das spezielle Bauchmuskelübungen einschließt. Diese Übungen sollten Sie auch außerhalb des Zirkeltrainings durchführen und damit einen Schwerpunkt auf die Kräftigung der Bauchmuskeln setzen.
3 = befriedigend	Ihr Kraftvermögen liegt im «Normalbereich». Etwas mehr Power brächte jedoch Vorteile, sowohl im Alltag als auch beim Sport und in der Freizeit. Wenn dann noch die Kraft Ihrer Rückenmuskeln entsprechend entwickelt ist, entlasten Sie Ihren Rücken optimal.
4 = gut	Sie besitzen eine überdurchschnittlich entwickelte Bauchmuskulatur. Achten Sie darauf, Ihr gesamtes «Rumpfmuskelkorsett» insgesamt harmonisch beziehungsweise symmetrisch zu trainieren. Mit unseren ausgewogen zusammengestellten Kräftigungsübungen innerhalb der einzelnen Zirkel wird Ihnen das sicher gelingen.
5 = super	Sie schneiden deutlich überdurchschnittlich ab. Damit verfügen Sie über besonders gute Voraussetzungen, um Ihre Übungen im Rahmen des Zirkels zu stabilisieren und damit Ihre Haltung und Ihren Rücken zu kontrollieren. Erhalten Sie sich mit regelmäßigem Training diesen wertvollen Rückenbonus.

Test ⑤

Messen Sie Ihren Taillenumfang

Der Indikator für das innere Bauchfett

Wer heute einen erhöhten Bauchumfang mit sich herumschleppt, hat – unter präventivmedizinischen Aspekten – ein höheres Risiko, an Diabetes, Bluthochdruck und Fettstoffwechselstörungen zu erkranken. Denn das im inneren Bauchraum gespeicherte Fett – gemeint ist hier nicht das Fett im Unterhautgewebe – kann krank machende Prozesse in Gang setzen, die auf Dauer unter anderem zu den oben genannten Krankheiten führen können. Mit einer einfachen Bauchumfangmessung erhalten Sie einen ersten Anhaltspunkt, ob der Anteil Ihres inneren Bauchfettes im normalen Bereicht liegt oder bereits ein Risiko birgt.

Und so geht's: Führen Sie – wenn möglich mit Hilfe einer zweiten Person – ein Maßband in einer geraden Linie um Ihren Bauch. Das Band sollte dabei in der Mitte zwischen dem Beckenkamm und dem unteren Rippenbogen verlaufen. Meist liegt diese Linie etwa auf Höhe des Bauchnabels. Messen Sie den Wert bei normaler Atmung, also in der Mitte zwischen Ein- und Ausatmung.

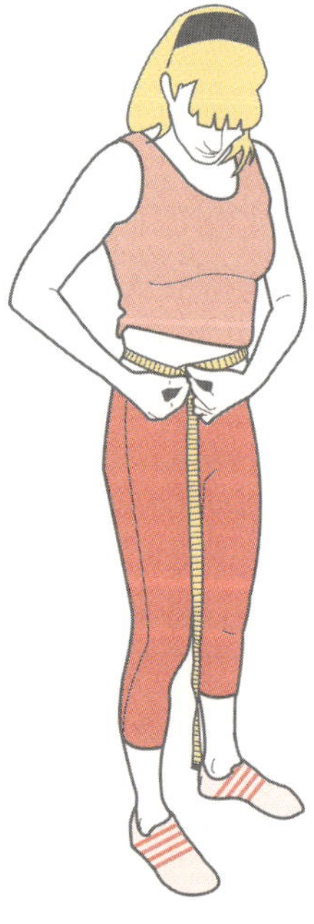

Wie viele Zentimeter bringen Sie aufs Band?

Auswertung:

Zentimeter	über 95	88–95	80–87	73–79	unter 73
Bewertung	1	2	3	4	5

Interpretation:

Bewertung	
1 = deutlich zu hoch	Ihr Bauchumfang liegt im Risikobereich. Kontrollieren Sie, ob weitere Risikofaktoren (wie z. B. Bluthochdruck) vorliegen. Sorgen Sie für regelmäßige, moderate Bewegung im Alltag und in der Freizeit. Mit unserem Bewegungsprogramm – in Verbindung mit einer angepassten Ernährung – können Sie nach und nach den Fettanteil im Innenbauchraum abbauen.
2 = zu hoch	Ihr Bauchumfang liegt über dem gesundheitlich empfohlenen Bereich. Sorgen Sie für mehr Bewegung und passen Sie wenn nötig auch Ihre Ernährung an. Befolgen Sie konsequent unsere Trainingsempfehlungen und nutzen Sie Gelegenheiten für moderate körperliche Aktivitäten, wenn sie sich im Alltag bieten.
3 = kontrollbedürftig	Ihr Bauchumfang sollte sich nicht weiter erhöhen, da sonst das gesundheitliche Risiko zunimmt. Das innere Bauchfett lässt sich gut mobilisieren. Deshalb sollten Sie mit Hilfe unseres Zirkel-Trainings (in Verbindung mit einer gesunden Ernährung) schnell und zuverlässig einige Zentimeter verlieren.
4 = gut	Ihr Körperfett im inneren Bauchraum liegt im normalen Bereich. Aus gesundheitlicher Sicht ist dies ein großer Vorteil, den Sie dauerhaft mit Hilfe eines aktiven Lebensstils beibehalten sollten. Gerade die Kombination aus Kraft- und Ausdauertraining bietet dabei eine ideale Trainingsform.
5 = sehr gut	Ihr Körperfett im inneren Bauchraum liegt deutlich unterhalb der gesundheitlich kritischen Grenzwerte. Bleiben Sie auf jeden Fall weiter aktiv und sichern Sie sich langfristig diesen wichtigen gesundheitlichen Vorteil.

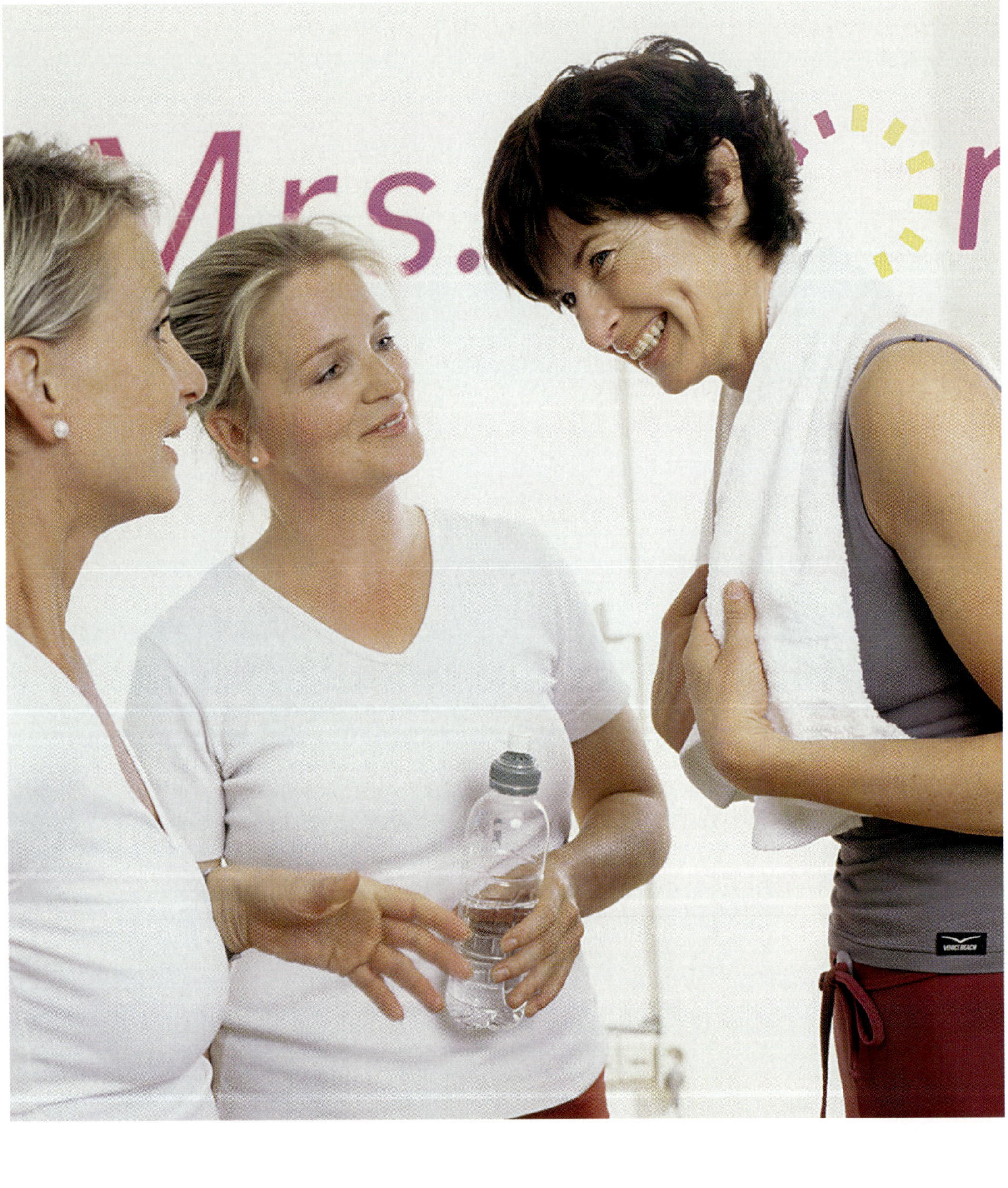
Mrs.

Gesamtauswertung: Wie hoch ist Ihr Fitness-Niveau?

	Bewertungspunkte
1. Koordination	
2. Beweglichkeit	
3. Ausdauer	
4. Kraftausdauer	
5. Bauchumfang	
Addition (Punkte gesamt)	

Punkte	5–7	8–12	13–17
Gesamtbewertung	1	2	3

Punkte	18–21	22–25
Gesamtbewertung	4	5

Bitte tragen Sie hier Ihre Punktzahlen der einzelnen Tests ein. Aus der Gesamtpunktzahl ermitteln Sie Ihr Endergebnis.

Gesamtbewertung	
1 = Alarmstufe	Es ist höchste Zeit, dass Sie etwas für Ihre Fitness und Gesundheit tun. Positiv ausgedrückt: Nutzen Sie das große Verbesserungspotenzial, das Sie haben. Wenn Sie regelmäßig trainieren, werden Sie schnell Anfangserfolge erzielen, die Sie dann wieder motivieren, konsequent am Ball zu bleiben. Lassen Sie es anfangs langsam angehen, trainieren Sie aber umso kontinuierlicher.
2 = Verbesserungsfähig	Mit Ihrer Fitness können Sie (noch) keine Bäume ausreißen. Das kann sich aber schon recht bald ändern. Sie können leicht die Weichen in Richtung «befriedigend» stellen, indem Sie sich regelmäßig gezielt bewegen. Mittel- und langfristig ist noch mehr für Sie drin. Also dranbleiben.
3 = befriedigend	Ihr Fitness-Zustand ist im Großen und Ganzen in Ordnung, wenn auch nicht optimal. Ihr Vorteil: Auf dieser Basis lassen sich Verbesserungen relativ leicht erzielen. Halten Sie sich dabei immer vor Augen: Das Fitness-Level «gut» rückt mit unserem Zirkeltraining in greifbare Nähe.
4 = gut	Gratulation zu Ihrem guten Fitness-Level. Eine optimale Basis, um weitere Verbesserungen zu erzielen bzw. das Ergebnis auf Dauer zu stabilisieren. Nutzen Sie die ganze Bandbreite unserer Zirkel, insbesondere die intensiveren Übungen.
5 = super	Ein Top-Ergebnis, vor allem, weil Sie keinen echten Schwachpunkt aufweisen. Die Devise sollten lauten: Dieses tolle Fitness-Niveau auf Dauer konservieren und stabilisieren. Der effektivste Weg führt dabei über unser Zirkel-Programm.

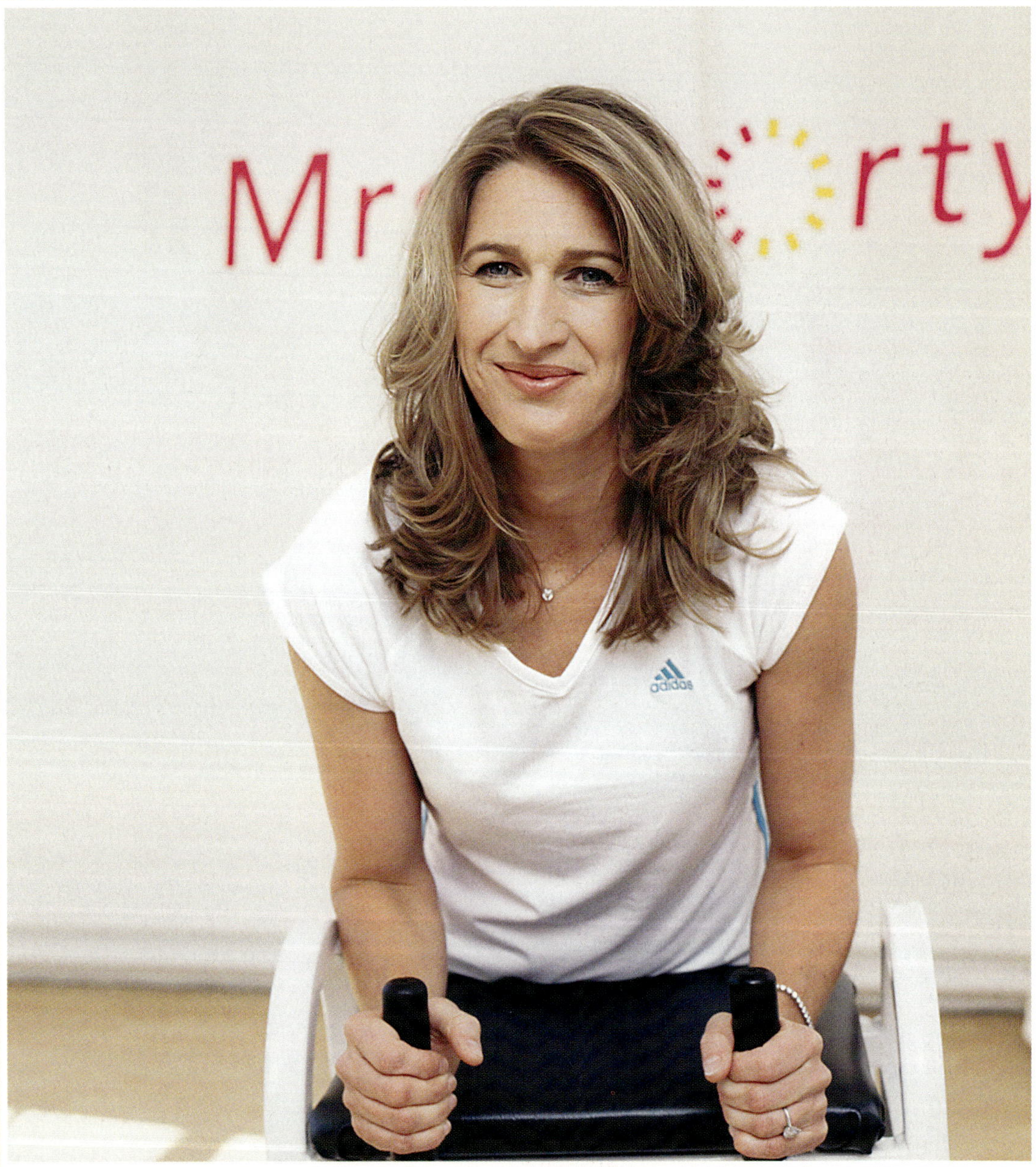
adidas

Zirkeltraining zu Hause

Rundum fit – was heißt das eigentlich?

Eine stabile Fitness ruht auf vier Säulen

Ist ein Trainingsprogramm ausgewogen, dann beschränkt es sich nicht auf einzelne Fitness-Elemente. Vielmehr berücksichtigt es vor allem vier Bereiche, die aus präventiv-medizinischer Sicht von großer Bedeutung sind: Neben einer guten Ausdauer strebt es eine kräftige und harmonisch entwickelte Muskulatur an, fördert eine gute (jedoch keine übermäßige) Beweglichkeit sowie eine gute Koordination, worunter wir eine effektive Körper- beziehungsweise Bewegungskontrolle verstehen.

Und genau diese Fähigkeiten trainieren Sie im Rahmen des Mrs.Sporty-Zirkeltrainings. Der Schwerpunkt liegt hier in den besonders wichtigen Bereichen Ausdauer und Muskelkräftigung. Die Übungen sind so konzipiert, dass sie – zusammen mit den jeweiligen Spezialübungen – allerdings auch die Beweglichkeit und Koordination fördern. Die Ergebnisse der Mrs.Sporty-Studie 2007 (siehe Seite 147–149) beweisen, dass diese Rechnung aufgeht. Denn dort konnte nachgewiesen werden, dass sich die Teilnehmerinnen in allen vier Bereichen gleichermaßen verbessert haben.

Damit Sie sich ein besseres Bild davon machen können, wie wichtig diese Fitness-Faktoren für Ihre Gesundheit sind, haben wir hier die wesentlichen Informationen zusammengefasst.

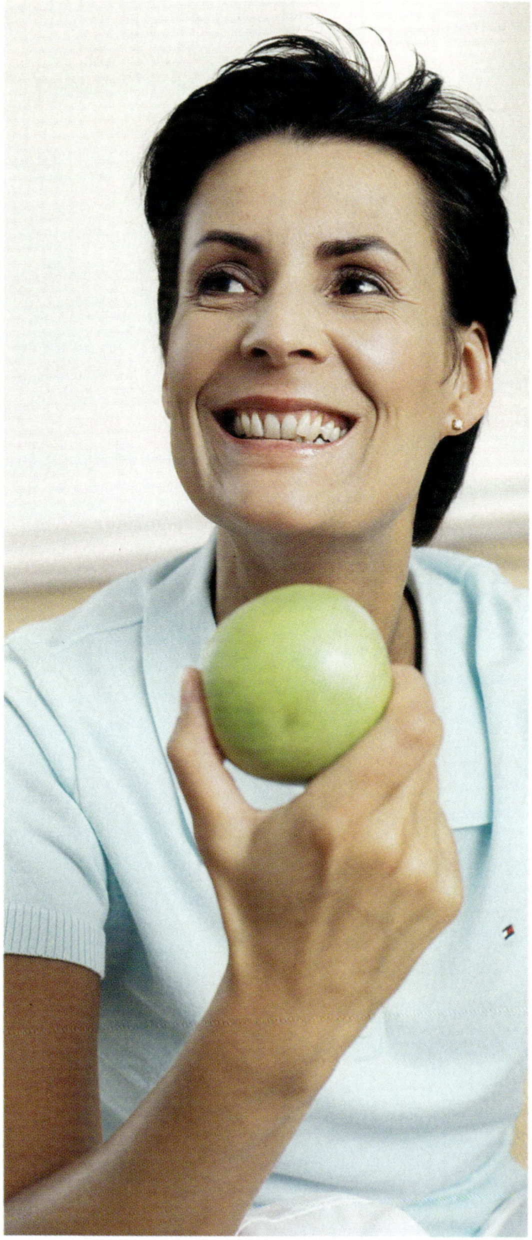

Ausdauer:

Basis der Herz-Kreislauf-Leistungsfähigkeit

Die Ausdauer, also die Fähigkeit eine körperliche Belastung möglichst lange durchhalten zu können, ist weitestgehend abhängig vom Bewegungsverhalten und daher besonders gut trainierbar. Ein wichtiger Trainingseffekt besteht zum Beispiel darin, dass sich im Laufe der Zeit mehr und mehr Mitochondrien bilden. Das heißt, dass zusätzliche «Brennöfen» in den Muskelzellen entstehen, in denen bei körperlicher Aktivität Energie verbrannt wird. Je mehr von diesen Brennöfen Sie besitzen, desto besser sind die Voraussetzungen für einen regen Energiestoffwechsel. So ist es auch verständlich, dass Trainierte beim Sport in derselben Zeit wesentlich mehr Kalorien verbrennen können als Untrainierte.

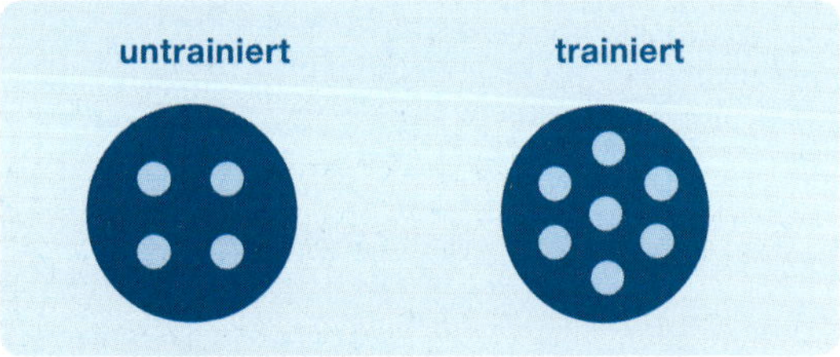

Schematisierte Darstellung einer untrainierten und trainierten Muskelfaser. Ausdauertraining vermehrt die Mitochondrien («Brennöfen).

Gesundheitlicher Schutzeffekt:
Wenn Sie Ihre Ausdauer verbessern, sinkt gleichzeitig Ihr Risiko, an Bluthochdruck oder Arteriosklerose zu erkranken.

Kraft:

Muskulatur – der größte Energieverbraucher

Bei einem Muskelaufbautraining verdicken sich einzelne, bislang wenig geforderte Muskelfasern. Dadurch nimmt der Muskel insgesamt an Volumen zu. Dieses Volumen an Muskeln muss stetig mit Energie versorgt werden. Daraus ergibt sich ein höherer Energie-Grundumsatz, ein vermehrter Kalorienverbrauch – rund um die Uhr. Jedes Kilogramm mehr an Muskulatur lässt innerhalb eines Jahres ungefähr 1,5 kg Fett schmelzen.

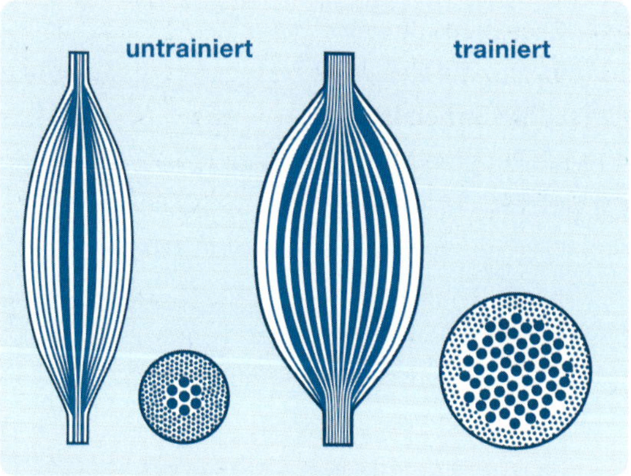

Querschnitt eines untrainierten und eines trainierten Muskels.

Gesundheitlicher Schutzeffekt:
Mit einem höheren Muskelanteil und einem geringeren Fettanteil sinkt das Risiko von Herz-Kreislauf- und Stoffwechsel-Erkrankungen. Kräftige Muskeln schützen zudem Rücken und Gelenke.

Beweglichkeit:

Garant für Mobilität und Bewegungsfreiheit

Nimmt die Beweglichkeit ab, kommt es dadurch zu einseitigen Gelenkbelastungen. Im selben Maß steigt das Risiko eines vorzeitigen Gelenkverschleißes. Leider sind monotone, einseitige Belastungen heute an der Tagesordnung – und die reichen meist nicht aus, um die Beweglichkeit zu erhalten. Deshalb ist es umso wichtiger, durch gezielte Dehnübungen einen Ausgleich zu schaffen. Dabei geht es nicht darum, Sie zum «Schlangenmenschen» zu machen, eine normale Beweglichkeit reicht völlig aus. Eine übermäßige Beweglichkeit ist sogar für die Gelenke eher ungünstig; wer also extrem beweglich ist, sollte sich vorrangig darum kümmern, seine Muskeln zu kräftigen und damit die Gelenke zu stabilisieren.

Gesundheitlicher Schutzeffekt:
Mit einer guten Beweglichkeit erhalten Sie Ihre Mobilität und schützen Ihre Gelenke vor einem vorzeitigen Verschleiß.

Koordination:

Körperkontrolle und Bewegungsqualität

Der Einsatz von Kraft und Energie zahlt sich umso mehr aus, je besser man in der Lage ist, dies sinnvoll und kontrolliert zu tun. Eine gute Koordination sorgt für ein effektives Zusammenspiel der Muskeln, macht die Bewegungen harmonischer, eleganter und ökonomischer. Besonders wichtig ist dabei die Schulung des Gleichgewichts, denn hieraus ergeben sich wertvolle Schutzeffekte für den Rücken und die Gelenke, die Verletzungs- und Sturzrisiken werden verringert. Die koordinativen Fähigkeiten lassen sich systematisch trainieren, mit gezielten Übungen oder auch auf spielerische Art.

Gesundheitlicher Schutzeffekt:
Eine gute Körperkontrolle und ein stabiles Gleichgewicht verringern das Sturzrisiko und damit die Gefahr von Knochenbrüchen.

GUT ZU WISSEN:

- *Das Mrs.Sporty-Zirkeltraining verbessert Ihre Fitness vielseitig und effektiv.*
- *Sie bauen auf diese Weise gesundheitliche Schutzfaktoren gegenüber allen Zivilisationskrankheiten auf.*
- *Sie verbessern bzw. erhalten Ihre Leistungsfähigkeit und Lebensqualität.*

So funktioniert das Mrs.Sporty-Zirkeltraining

Das Grundprinzip

Sicher sind Sie schon ganz gespannt auf unsere Trainingszirkel. Doch bevor es losgehen kann, sollten Sie sich in aller Kürze auf den folgenden Seiten mit den wichtigsten Details des Zirkeltrainings vertraut machen. Denn wir möchten gern, dass Sie verstehen, was beim Zirkeltraining passiert, und dadurch erkennen, warum es so gut funktioniert.

Beim Zirkeltraining wechseln Kräftigungsübungen und Ausdauerübungen. Dadurch entfallen die sonst beim Fitness-Training üblichen Pausen zwischen den Übungen, und der Körper bleibt in der Folge durchgehend auf einem relativ konstanten Aktivitäts-Level. Und genau deshalb ist das Zirkeltraining so reizvoll und gleichzeitig so erfolgreich.

Für den Aufbau der Trainingszirkel für zu Hause haben wir die positiven Erfahrungen und Erkenntnisse aus dem Zirkeltraining in den Mrs. Sporty-Clubs genutzt. Das gilt vor allem für die Auswahl und Zusammenstellung der Kräftigungsübungen. Die Zwischenübungen konnten wir teilweise sogar eins zu eins übernehmen.

Die Kräftigungsübungen

Sie sind so gewählt, dass Sie möglichst viele große Muskelgruppen erreichen. Je mehr Muskeln Sie beim Training bewegen, desto besser ist der Trainingseffekt, und umso höher fällt der Kalorienverbrauch aus. Das klappt am besten mit sogenannten Komplexübungen, bei denen sich die Bewegung über mehrere Gelenke verteilt, sodass besonders viele Muskelgruppen gemeinsam in Aktion sind. Ein Teil der Muskeln steuert die Bewegung, andere Muskeln sorgen dafür, dass die Körperhaltung dabei kontrolliert und stabilisiert wird.

Klasse statt Masse

Bereits acht Kräftigungsübungen reichen aus, um den Körper harmonisch zu trainieren und dabei alle wichtigen Grundfunktionen zu berücksichtigen. Besonderen Wert legen wir auf eine gute Stabilisierung der Wirbelsäule. Um das zu erreichen, sind bei nahezu allen Übungen die Rumpfmuskeln, insbesondere die Bauchmuskeln, mit im Einsatz. In Verbindung mit den beiden speziellen Übungen für die Rücken- und Bauchmuskulatur ergibt sich somit auch ein komplettes «Core-Training». Dieses «Training der Körpermitte» beziehungsweise des Rumpfs soll Ihnen helfen, Ihre Körperhaltung zu verbessern und den Rücken zu stabilisieren.

Zwischenübung = aktive Erholung

Sie sind zwischen die einzelnen Übungen eingeschoben und haben zweierlei Funktion: Zum einen halten sie mit ausdauerorientierten Bewegungen das Herz-Kreislauf-System auf Trab, zum anderen bilden sie einen Kontrast zu den Kräftigungsübungen und sorgen für eine aktive Erholung. Je nach Trainingszustand und Fitness-

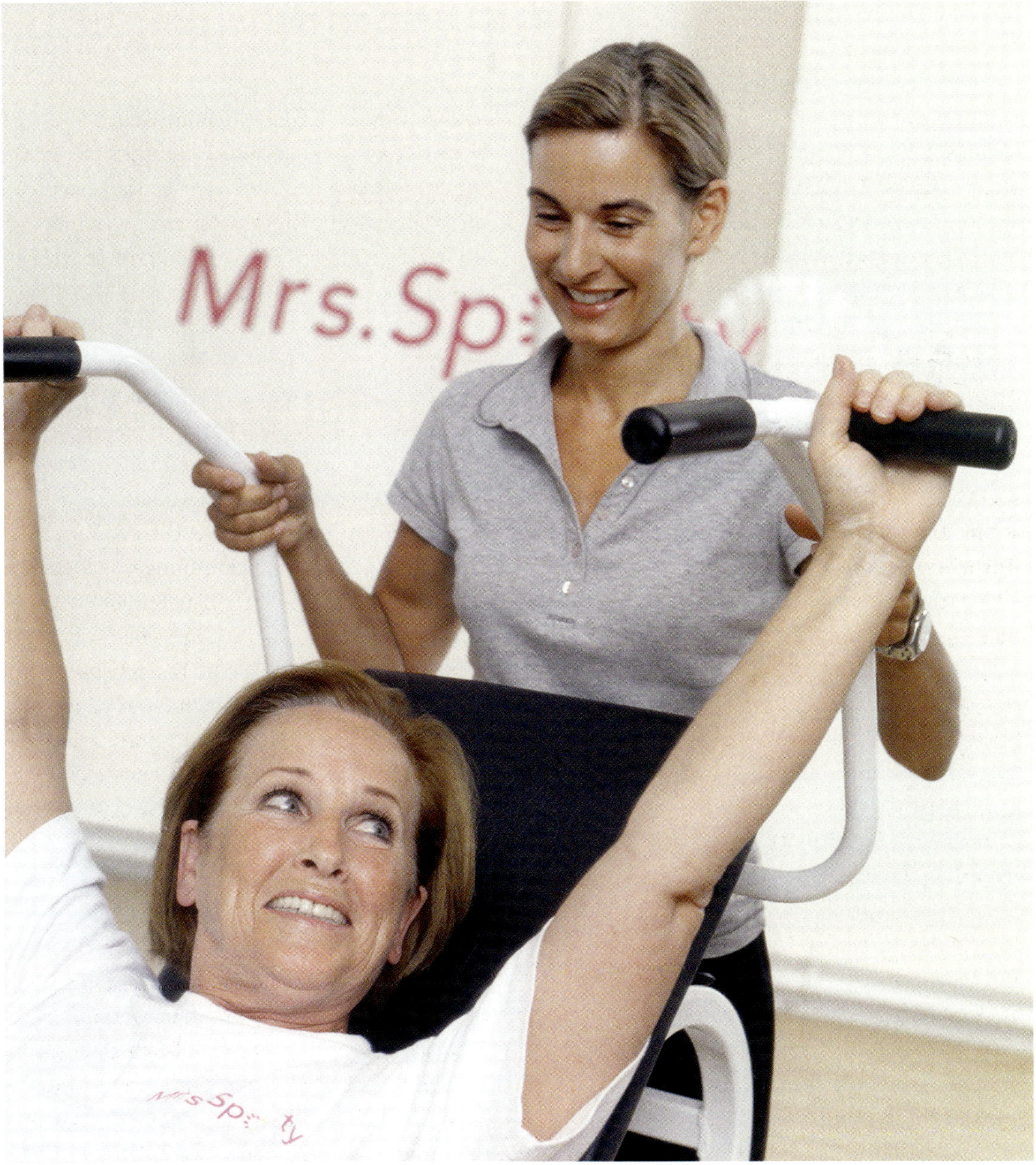
Mrs.Sp

Erfahrung können Sie die von uns empfohlenen Übungen variieren oder innerhalb der vorgeschlagenen drei Übungen abwechseln.

30 Minuten voller Aktivität

Wie in den Mrs.Sporty-Clubs beträgt die Übungsdauer 40 Sekunden je Station. Damit ergeben sich pro Übung etwa 15 Wiederholungen – ein optimaler Bereich, um Ihre Muskeln zu straffen und zu stärken.

«Ein aktiver und gesunder Lebensstil steigert das Körperbewusstsein und stärkt die Ausstrahlung. So fühlen sich Frauen selbstbewusster und attraktiver.»

STEFANIE GRAF

Wir empfehlen, den Zirkel 3-mal zu durchlaufen, also 3-mal 8 Übungen durchzuführen. Das dauert rund 30 Minuten, in denen Sie ununterbrochen aktiv sind.

Umrahmt wird der Zirkel von einem kurzen Aufwärmen und einer abschließenden Cool-down-Phase, wobei dann vor allem sanfte Dehnübungen auf dem Programm stehen.

Wie häufig trainieren?

Um optimale Effekte zu erzielen, empfehlen wir Ihnen, den Zirkel 2- bis 3-mal pro Woche durchzuführen, wobei Sie die Trainingseinheiten möglichst gleichmäßig über die Woche verteilen sollten. Auf diese Weise liefern Sie Ihrem Körper immer dann die Trainingsreize, wenn sie nötig sind, um nach und nach Ihre Fitness aufzubauen (siehe dazu auch Seite 21). Zu seltenes wie auch zu häufiges Training wäre dabei kontraproduktiv.

Welcher Zirkel ist der richtige?

Sie finden auf den folgenden Seiten ein **Basis-Zirkel-Programm für Einsteiger** und einen anspruchsvolleren **Zirkel für Fortgeschrittene.** Zusätzlich haben wir einen **Thera-Band-Zirkel** zusammengestellt, der das Training noch anspruchsvoller und abwechslungsreicher gestaltet. Damit dürfte für jede Frau das passende Konzept dabei sein.

Grundsätzlich empfehlen wir Ihnen, mit dem Einsteiger-Zirkel zu starten. Es sei denn, Sie verfügen bereits über eine gute Fitness und sind mit schwierigeren Übungen vertraut. In diesem Fall können Sie sich auch direkt am Fortgeschrittenen- beziehungsweise am Thera-Band-Zirkel versuchen. Ansonsten sollten Sie mit den etwas einfacheren Übungen zuerst eine Grundlage schaffen. Bald schon wird Ihre Fitness zunehmen, und Sie können auf die schwierigeren Parcours umsteigen, ohne sich dabei zu überfordern.

Sind für das Training zu Hause Geräte notwendig?

Die klare Antwort lautet: Nein! Als «Ausrüstung» reichen eine Gymnastikmatte oder eine geeignete Decke grundsätzlich aus, spezielle Geräte sind nicht erforderlich. Um das Timing zu kontrollieren, brauchen Sie noch eine Uhr mit Sekundenanzeige. Eine Armbanduhr ist dabei nicht ganz so praktisch, da sie diese bei manchen Übungen nur schwer im Blick behalten können. Ideal ist ein Wecker oder Ähnliches mit gut lesbarer Anzeige, die Sie während der Übungen gut sehen können. Viele Frauen schwören beim Zirkel auch auf Musik: Gerade wenn sie rhythmusbetonte Stücke wählen, wirkt das besonders motivierend.

Mrs.Sporty-Musik finden Sie als download unter www.mrssporty.com

Wie läuft das Training dann tatsächlich ab?

Wärmen Sie sich vor dem Training kurz auf, indem Sie sich einige Übungen aus unserem Warm-up-Programm (ab Seite 113) aussuchen. Damit bereiten Sie den Körper gezielt vor, indem Sie ihn auf «Betriebstemperatur» bringen. Zwei bis drei Minuten reichen dafür bereits aus, denn beim Zirkeltraining schalten Sie ja nicht sofort in den höchsten Gang, sondern steigern sich allmählich.

Unmittelbar im Anschluss an die erste Kräftigungsübung (40 Sekunden Dauer) folgt eine ausdauerorientierte Zwischenübung, die Sie sich aus unseren Beispielübungen aussuchen können (diese finden Sie immer am Ende eines Zirkels zusammengefasst). Nach den 40 Sekunden Zwischenübung geht es dann weiter mit der zweiten Übung, danach folgt erneut eine Zwischenübung, und so weiter.

Was ist sonst noch zu beachten?

Bei einigen Übungen, wie zum Beispiel denen für die Adduktoren- und Abduktoren, wird jedes Bein einzeln trainiert. Deshalb müssen Sie nach 20 Sekunden einfach die Seiten wechseln, um beide Seiten gleichmäßig aufzutrainieren.

Halten Sie sich möglichst an die vorgegebene Reihenfolge innerhalb der Zirkel. Die Übungen sind systematisch aufeinander abgestimmt und bringen so die besten Resultate.

Wahrscheinlich werden Sie zu Beginn ein wenig Extrazeit damit zubringen, sich jeweils in die nächste Übung einzufinden. Dadurch werden Sie vielleicht einige Wiederholungen weniger schaffen (um im Zeitplan zu bleiben), doch auch das ist in Ordnung. Schon bald werden Sie Übungen aus dem Effeff beherrschen und dann die vollen 40 Sekunden als reine Übungszeit nutzen.

Sie haben dann einen kompletten Zirkel absolviert, wenn Sie eine Runde mit allen acht Übungen inklusive der sieben Zwischenübungen durchlaufen haben. Nur durch eine Zwischenübung getrennt, geht es dann weiter mit dem zweiten und danach mit dem dritten Durchgang.

Jeder Durchgang dauert ungefähr zehn Minuten. Wenn Sie den Parcours – wie empfohlen – dreimal durchlaufen, kommen Sie damit auf etwa eine halbe Stunde effektiver Trainingszeit. Wenn Sie es einmal besonders eilig haben, können Sie Ihr Training auch auf zwei Durchgänge reduzieren, die Sie dann aber umso konzentrierter angehen sollten.

Den Abschluss des Trainings bildet jeweils ein kurzes Cool-down, das einen fließenden Übergang von der Belastung zur Erholung ermöglicht. Außerdem werden die Muskeln durch die Lockerungs- und Dehnübungen geschmeidig und dehnfähig erhalten (siehe Übungen Seite 113).

Was erwartet Sie bei den einzelnen Zirkeln beziehungsweise den Übungen?

Der Einsteiger-Zirkel (ab Seite 58):

Hier finden Sie gut kontrollierbare Übungen, die Ihnen den Start ins Training leicht machen. Daher empfehlen wir allen Frauen, mit diesem Zirkel zu starten, es sei denn, sie sind bereits gut trainiert und verfügen über langjährige Erfahrungen im Fitness-Training.

Der Fortgeschrittenen-Zirkel (ab Seite 70):

Sie sind gut trainiert? Dann können Sie direkt mit diesem Zirkel-Programm loslegen. Im Vergleich zum Einsteiger-Zirkel sind hier die Übungen durch die Bank anspruchsvoller, intensiver und erfordern daher auch eine bessere Bewegungskontrolle. Dieser Zirkel bietet natürlich auch all denjenigen eine Steigerung und Abwechslung, die sich mit dem Einsteiger-Zirkel fit gemacht haben und nun nach einigen Wochen oder Monaten eine neue Herausforderung suchen.

Der Thera-Band-Zirkel (ab Seite 82):

Die nächste Steigerung bringt der Einsatz des Thera-Bandes. Das elastische Latexband sorgt dafür, dass Sie den Schwierigkeitsgrad der Übungen weiter steigern können. Außerdem kommen weitere Anforderungen an die Bewegungskoordination hinzu, was das Training noch abwechslungsreicher und effektiver macht.

Das Thera-Band eignet sich übrigens auch ganz hervorragend als mobiles Trainingsgerät, etwa wenn Sie auf Reisen oder im Urlaub sind. Das «kleinste Fitness-Center der Welt» ist handlich, leicht und lässt sich jederzeit und überall sofort einsetzen.

Ergänzende Dehnübungen (ab Seite 103):

Zusätzlich haben wir für Sie Dehnübungen zusammengestellt, die genau die Muskelpartien dehnen, die besonders schnell ihre Dehnfähigkeit verlieren beziehungsweise anfällig für Verspannungen sind. Lassen Sie diese in das Aufwärmen und das abschließende Cool-down einfließen. Wenn sich bei unserem Fitness-Test (ab Seite 31) herausgestellt hat, dass es mit Ihrer Beweglichkeit nicht ganz so gut steht, sollten Sie die Dehnübungen häufiger, also auch außerhalb des Zirkeltrainings, einsetzen. Bereits nach einigen Wochen werden Sie eine deutliche Verbesserung spüren, die Sie mit Hilfe des Beweglichkeitstests (Seite 34) jederzeit dokumentieren können.

Spezielle Koordinationsübungen (ab Seite 98):

Ähnlich wie die Dehnübungen können Sie die Übungen zur Verbesserung der Koordination zu jeder Zeit und überall einsetzen. Auch hier sollten Sie Ihr Ergebnis beim Fitness-Test als Maßstab nehmen, ob Sie hier gezielt trainieren möchten. Ein paar Minuten täglich reichen meist aus, um auch hier bessere Resultate zu erzielen.

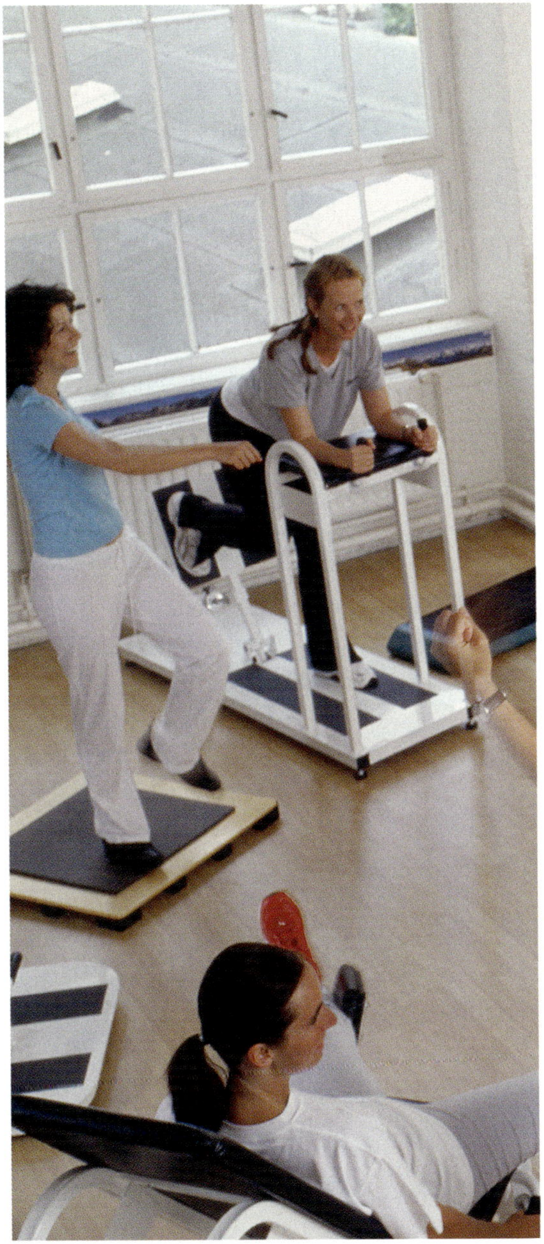

Warm-up und Cool-down (ab Seite 113): Damit das Training komplett und wirklich rund wird, darf auch das Aufwärmen und das abschließende Cool-down nicht fehlen. Auch hier reichen einige Minuten aus, um Ihr Zirkeltraining damit zu «umrahmen».

So weit unser Überblick, was Sie im Praxisteil erwartet. Nun fehlen nur noch einige Infos, wie Sie die Übungen sicher und effektiv umsetzen – und genau die finden Sie im folgenden Kapitel.

GUT ZU WISSEN:

- *Wählen Sie das zu Ihrem Leistungsstand passende Zirkeltraining inklusive Zwischenübungen aus.*
- *Variieren Sie auf Dauer das Training mit unterschiedlichen Zwischenübungen oder dem Einsatz eines Thera-Bandes.*
- *Fördern Sie bei Bedarf die Koordination und die Beweglichkeit auch außerhalb des Zirkeltrainings.*

Das Wichtigste auf einen Blick

Trainingshäufigkeit: Führen Sie Ihren Workout mindestens zweimal, besser dreimal wöchentlich durch. Verteilen Sie die Trainingseinheiten dabei möglichst gleichmäßig über die Woche.

Trainingszeitpunkt: Um welche Uhrzeit genau Sie trainieren, liegt in Ihrem Ermessen. Viele Frauen trainieren gern abends, wenn der Körper besonders leistungsbereit ist und die tagsüber mit der Nahrung aufgenommene Energie verbrennen möchte. Doch letztlich spielt das keine Rolle. Wichtig ist, dass Sie die Zeit fürs Training mit Ihrem täglichen Zeitmanagement unter einen Hut bekommen und überhaupt regelmäßig Zeit und Ruhe für Ihren Workout finden.

Belastungsintensität: Ein mittlerer Anstrengungsgrad reicht bereits aus, um gute Effekte zu erreichen. Das heißt fürs Zirkeltraining, dass Sie Ihre Übungen nicht bis zur Erschöpfung durchführen müssen, sondern immer noch einige Wiederholungen «in Reserve» halten sollten. Was genau damit gemeint ist und wie das funktioniert, erfahren Sie ab Seite 143. Der große Vorteil dieser Vorgehensweise: Eine Überlastung ist nahezu ausgeschlossen.

Übungsserien: Als besonders effektiv haben sich drei Durchgänge (Serien) erwiesen, wodurch die Muskeln optimal stimuliert werden. Ihr Training dauert dann etwa 30 Minuten – ein Maß, das auch für das Herz-Kreislauf-System und den Stoffwechsel ideal ist.

Bewegungstechnik: Das Motto heißt eindeutig «Qualität vor Quantität». Das bedeutet, dass Sie Ihre Übungen konzentriert und kontrolliert durchführen. Im Zweifel lieber weniger und langsamere Wiederholungen durchführen oder eine leichtere Übung wählen.

Stabile Ausgangsposition: Nehmen Sie stets eine stabile Grundposition ein, indem Sie den Rumpf aktiv stabilisieren. Das erreichen Sie bei den meisten Übungen, indem Sie die Gesäß-, Bauch- und Rückenmuskeln aktiv anspannen und damit die Haltung «verriegeln». Bei allen Übungen im Stehen und Sitzen sollte der Oberkörper aufgerichtet sein: Dazu das Brustbein etwas nach vorn-oben herausschieben und die Schultern leicht nach hinten ziehen (siehe auch Seite 93).

Timing: Führen Sie die Übungen in einem gleichmäßigen Tempo und ohne Schwung durch. Dabei hat sich ein kontrolliert-dynamisches Bewegungstempo bewährt. Wenn Sie zum Beispiel Bauchmuskel-Übungen durchführen, rollen Sie den Oberkörper innerhalb von ein bis maximal zwei Sekunden auf und verharren kurz im Umkehrpunkt. Dann rollen Sie Ihren Oberkörper in der gleichen Zeit wieder ab, wobei Sie auch bei der Rückführung die Muskelspannung aufrechterhalten.

Bewegungsradius: Nutzen Sie bei den Übungen Ihre Bewegungsmöglichkeiten, ohne dabei an die Grenzen der Gelenke oder gar darüber hinauszugehen. Das heißt: Überstrecken Sie weder Knie- noch Ellbogengelenke (X-Stellungen vermeiden). Siehe hierzu auch Seite 94–96.

Atmung: Passen Sie das Timing der Übungen Ihrem Atemrhythmus an, nicht umgekehrt. Die anstrengendste Phase der Übung sollte dabei mit der Ausatmung zusammenfallen. Atmen Sie gleichmäßig, vermeiden Sie eine Pressatmung und halten Sie auf keinen Fall die Luft an. Am besten kontrollieren Sie sich selbst, indem Sie dabei deutlich hörbar ein- und ausatmen.

Warm-up und Cool-down: Nehmen Sie sich die Zeit und bereiten Sie sich zuerst gezielt auf das Zirkeltraining vor. Ebenso wichtig ist es, nach dem Training mit dem Cool-down einen sanften Übergang zur Regeneration und Erholung herzustellen. Bringen Sie beim Aufwärmen den Kreislauf allmählich auf Touren, indem Sie beispielsweise einige Minuten auf der Stelle walken. Leichte Gymnastikübungen mobilisieren die Gelenke und bereiten sie auf die Belastungen beim Training vor. Das Cool-down läuft dann in umgekehrter Reihenfolge ab. Unsere Übungen hierzu finden Sie auf den Seiten 113–117.

Stretching: Führen Sie vor und vor allem nach dem Training leichte Dehnübungen durch, die Sie auch in das Auf- und Abwärmprogramm einbauen können. Sie dürfen die Dehnübungen gehalten oder leicht federnd durchführen (siehe dazu Seite 103 ff.). Mit den Dehnübungen sorgen Sie dafür, dass Sie Ihre Beweglichkeit erhalten und bei Bedarf sogar verbessern.

Regeneration: Gleichen Sie nach dem Training Ihren Flüssigkeitsverlust durch geeignete Getränke, am besten Wasser, wieder aus. Sorgen Sie anschließend für ausreichend Ruhe, damit der Körper möglichst schnell und gut regenerieren kann. Denn die positiven Trainingseffekte vollziehen sich nicht während des Trainings, sondern in der nachfolgenden Regenerationsphase – vorausgesetzt, man gönnt sie sich.

Last, but not least: Sicherheit steht an erster Stelle

Zu guter Letzt fehlt nun noch ein Hinweis: Unser Konzept und unsere Empfehlungen wenden sich grundsätzlich an Gesunde. Wir haben die Übungen mit großer Sorgfalt ausgewählt und die Empfehlung streng nach gesundheitlichen Kriterien zusammengestellt. Dennoch ist es wichtig, dass Sie im Zweifel Vorsicht walten lassen und, falls erforderlich – beispielsweise wenn Erkrankungen vorliegen –, ärztlichen Rat einholen. Außerdem raten wir zu einer regelmäßigen medizinischen Belastungsuntersuchung, durch die sich mögliche gesundheitliche Probleme schon im Frühstadium erkennen bzw. ausschließen lassen.

Der Mrs.Sporty-Einsteiger-Zirkel

Der optimale Einstieg

Dieser Basis-Zirkel besteht aus acht Grundübungen, mit denen die wichtigsten Muskelareale Ihres Körpers bewegt werden. Dabei handelt es ausschließlich um Übungen, bei denen Sie mit dem eigenen Körper gegen die Schwerkraft trainieren.

Das heißt, dass Sie dabei ohne Geräte auskommen. Als Hilfsmittel benötigen Sie lediglich eine Gymnastikmatte (oder ersatzweise eine Decke) sowie einen Hocker und eine Freifläche zum Abstützen an der Wand oder einer Tür.

Als Zwischenübung für den Einsteiger-Zirkel empfehlen wir rhythmisch-dynamisches Gehen auf der Stelle, das Sie nach jeder Übung für 40 Sekunden durchführen, bevor es mit der nächsten Kräftigungsübung weiter geht (siehe dazu auch Seite 68).

Grundsätzlich empfehlen wir, den Zirkel dreimal zu durchlaufen. Es ist aber auch kein Problem, wenn Sie sich in der Eingewöhnungsphase auf zwei Durchgänge beschränken. Wichtig ist, dass Sie die vorgegebene Reihenfolge der Übungen einhalten, da nur dann ein optimaler Wechsel zwischen den einzelnen Muskelgruppen stattfindet. Noch wichtiger ist allerdings, dass nach jeder Übung eine Zwischenübung folgt. Denn nur dann kann Ihr Körper sich aktiv erholen, und die Muskeln können bis zur nächsten Beanspruchung ausreichend regenerieren.

Los geht's mit einer Squat-Übung im Stehen. Die nächsten fünf Übungen machen Sie auf der Gymnastikmatte, bei den letzten beiden Übungen trainieren Sie wieder im Stehen, indem Sie sich gegen die Wand beziehungsweise Tür abdrücken.

Sind Sie bereit? Dann kann es losgehen.

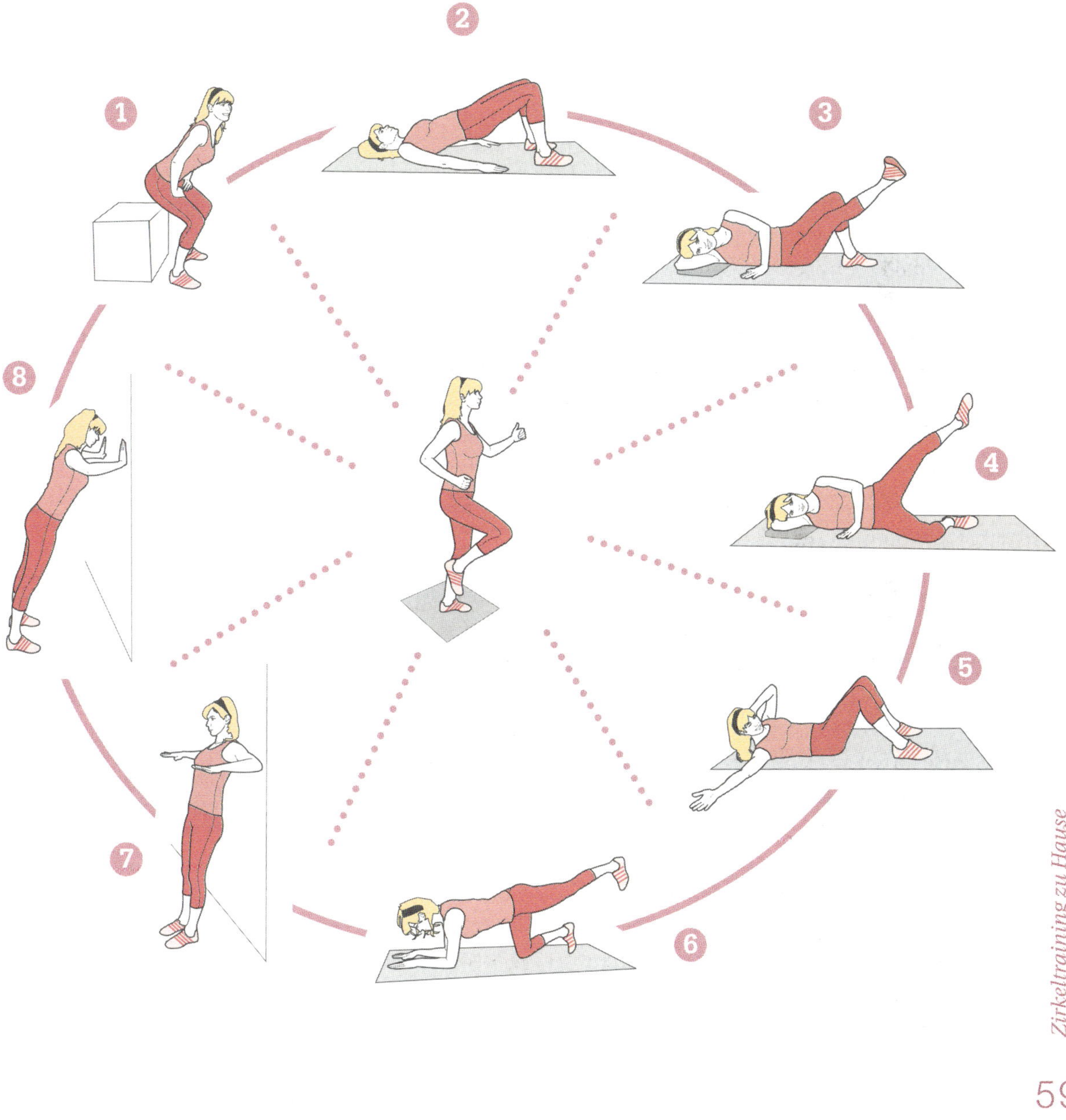
1
2
3
4
5
6
7
8

Übung 1

Hocker-Squats

Diese Grundübung trainiert sehr effizient alle **großen Muskelgruppen**, die den Körper gegen die Schwerkraft aufrichten.

Angesprochene Muskulatur: Im Einsatz sind nahezu alle Muskeln der Unter- und Oberschenkel. Während die vordere Oberschenkelmuskulatur für die Streckung im Kniegelenk sorgt, bewirkt die hintere die Streckung im Hüftgelenk. Hinzu kommen die Gesäßmuskeln, die die Hüftstreckung unterstützen, sowie die Rückenstrecker, die für die Aufrichtung der Wirbelsäule zuständig sind.

Und so geht's: Stellen Sie sich mit einer Fußlänge Abstand vor einen etwa kniehohen Hocker. Die Füße sind etwas über schulterbreit geöffnet und leicht nach außen gedreht. Halten Sie den Rücken gerade und kippen Sie ihn etwas nach vorn. Die Hände stützen sich seitlich an der Hüfte ab.

Senken Sie langsam und kontrolliert das Becken mit dem Po voran bis kurz vor die Sitzfläche ab, ohne sie zu berühren. Richten Sie sich mit weiterhin nach vorn gebeugten Schultern wieder auf. Achten Sie dabei darauf, dass die Knie am höchsten Punkt leicht gebeugt und der Rücken etwas nach vorn gekippt bleiben.

Damit die Belastung für Ihre Knie nicht zu hoch wird, haben wir als «Sicherheit» den Hocker eingebaut: Er verhindert, dass die Beuge zu tief und damit kniebelastend ausfällt.

Variante: Sie kommen mit dem Po zu Beginn noch nicht bis knapp über den Hocker? Kein Problem! Senken Sie den Po zu Beginn nur so weit ab, wie es schmerzfrei möglich ist. Wenn Sie dann nach und nach in Form kommen, wird sich der Abstand zwischen Po und Hocker immer mehr verringern.

Wenn Sie das Gefühl haben, Ihre Rückenmuskeln könnten noch etwas mehr gefordert werden, dann nehmen Sie die Hände an den Hinterkopf. Drücken Sie sanft gegen den Kopf und führen Sie die Ellbogen dabei nach außen.

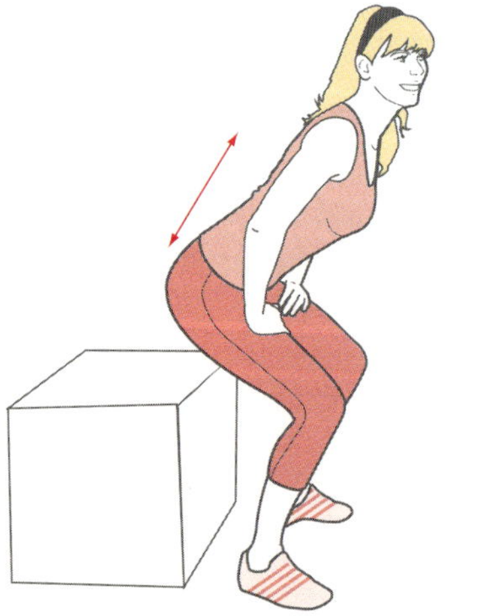

Beidbeiniger Beckenlift

Mit dieser Übung kräftigen Sie alle Muskelgruppen, die im Spiel sind, wenn Sie Ihr **Becken** anheben beziehungsweise aufrichten.

Angesprochene Muskulatur: Dabei handelt es sich in erster Linie um die hintere Oberschenkelmuskulatur und den großen Gesäßmuskel. Hinzu kommt der Rückenstrecker im Bereich der Lenden- und der Brustwirbelsäule.

Und so geht's: Legen Sie sich auf den Rücken und stellen Sie die Beine auf. Ihre Arme liegen dabei parallel neben dem Körper.

Spannen Sie nun ganz bewusst die Gesäßmuskeln an. Heben Sie langsam und kontrolliert das Becken an, bis Oberschenkel und Oberkörper eine Linie bilden.

Kehren Sie danach langsam und kontrolliert wieder in die Ausgangsposition zurück, ohne dass am tiefsten Punkt der Po den Boden berührt.

Achten Sie darauf, dass Ihr Körper in der Endposition gestreckt ist (Rumpf und Oberschenkel sollten in einer Linie verlaufen) und sich im Bereich der Lendenwirbelsäule eine natürliche, nicht übermäßige Schwingung ergibt. Das gelingt am besten, wenn sie die zu Beginn vor einem Spiegel einüben.

Variante: Sie können die Muskelspannung noch etwas erhöhen, indem Sie die Füße nicht mit der ganzen Fußsohle, sondern nur mit den Fersen aufsetzen. Wer es dann noch etwas schwieriger möchte, streckt in der Endposition ein Knie. Dadurch verlagert sich das komplette Gewicht auf das Stützbein.

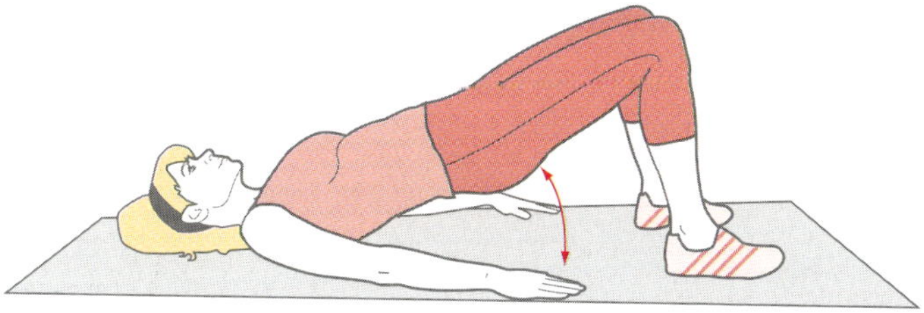

Übung 3

Beinlift vorn

Diese Übung, die ganz gezielt die Muskeln an der **Schenkelinnenseite** kräftigt, lässt sich sehr gut kontrollieren.

Angesprochene Muskulatur: Hier werden die sogenannten Adduktorenmuskeln gekräftigt. Sie liegen an der Innenseite der Oberschenkel und kommen immer dann zum Einsatz, wenn wir ein Bein zum Körper heranziehen.

Und so geht's: Legen Sie sich bequem auf die Seite und versuchen Sie, eine stabile Position zu finden. Legen Sie den Kopf auf dem angewinkelten Oberarm ab (bei Bedarf können Sie den Kopf zusätzlich mit einem Handtuch unterlagern). Mit dem oberen Arm stützen Sie sich vor dem Körper ab. Stellen Sie das hintere Bein gebeugt auf (das bringt Stabilität) und strecken Sie das vordere auf dem Boden aus.

Heben und senken Sie das vordere Bein, ohne es im tiefsten Punkt auf dem Boden abzusetzen. Halten Sie dabei die Spannung in den Adduktorenmuskeln ununterbrochen aufrecht.

Achten Sie darauf, dass die Bewegung ausschließlich im Hüftgelenk erfolgt und es zu keinen Mitbewegungen im Becken- und Rückenbereich kommt.

Variante: Die Übung klappt gut und Sie haben das Gefühl, noch mehr leisten zu können? Dann ziehen Sie zusätzlich die Fußspitze des vorderen Beins an und drehen Sie das Bein insgesamt bei den Wiederholungen etwas nach außen.

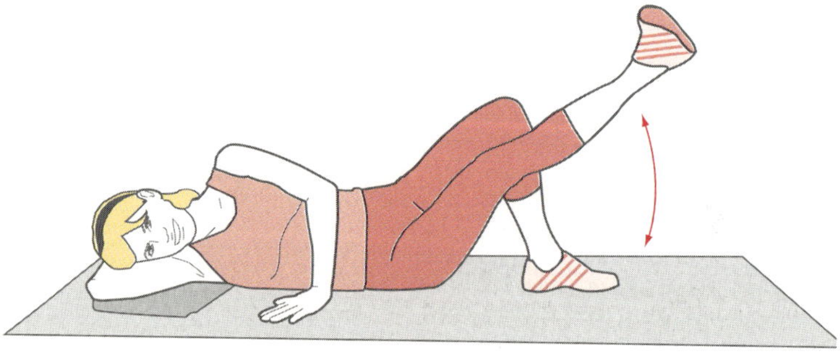

Beinlift in Seitenlage

Hier ist sie, die Basisübung für das Training der **äußeren Bein- und Gesäßmuskulatur**.

Angesprochene Muskulatur: Kräftigen Sie mit dieser Übung die äußere Schenkelmuskulatur, die gemeinsam mit der Gesäßmuskulatur zum Einsatz kommt, wenn Sie ein Bein abspreizen.

Und so geht's: Legen Sie sich – wie bei der vorausgehenden Adduktorenübung – bequem in die Seitlage (Ihr Kopf ruht auf dem angewinkelten Arm, der obere Arm stabilisiert die Position). Winkeln Sie das untere Bein an, das obere ist etwas gebeugt, die Fußspitze leicht angezogen.

Heben Sie das obere Bein an, bis es mit dem unteren etwa einen 45-Grad-Winkel bildet. Führen Sie das Bein wieder zurück, ohne es am tiefsten Punkt abzulegen.

Führen Sie die Bewegung langsam, konzentriert und ohne Schwung aus. Versuchen Sie, auf keinen Fall mit dem Becken auszuweichen!

Variante: Wenn Sie die Wirkung der Übung noch etwas intensivieren möchten, können Sie im Endpunkt der Bewegung, also wenn das Bein den höchsten Punkt erreicht hat, sogenannte Endkontraktionen durchführen. Dafür bewegen Sie das gestreckte Bein in kleinen Bewegungen nach oben und unten. Danach das Bein wie beschrieben absenken.

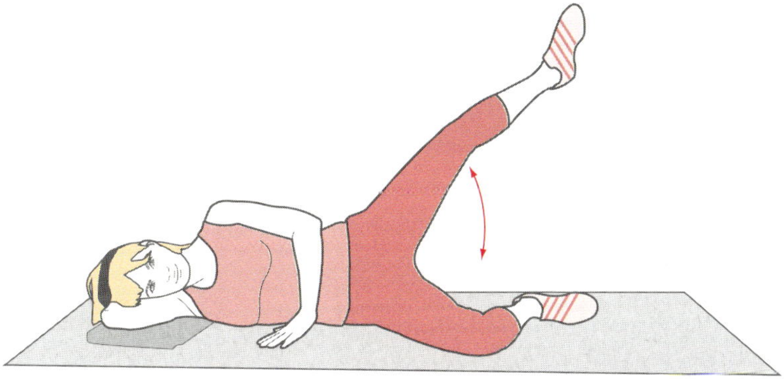

Übung 5

Crunch mit Eindrehen

Diese Grundübung kräftigt äußerst wirkungsvoll die **Bauchmuskulatur**.

Angesprochene Muskulatur: Während Sie den Oberkörper aufrollen, sind alle Bauchmuskeln in Einsatz, durch das Eindrehen aktivieren Sie dann insbesondere die schrägen Anteile.

Und so geht's: Legen Sie sich auf den Rücken und stellen Sie die Beine im rechten Winkel auf. Strecken Sie einen Arm aus und spreizen Sie ihn seitlich in Verlängerung der Schulter ab. Winkeln Sie den anderen Arm an und legen Sie die Hand locker an den Hinterkopf.

Spannen Sie nun aktiv die Bauchmuskeln an. Heben Sie Kopf, Ellbogen und Schultern vom Boden ab und drehen Sie dabei den Oberkörper so nach innen, dass sich der gebeugte Ellbogen dem gegenüberliegenden Knie annähert. Halten Sie diese Position kurz. Führen Sie den Oberkörper langsam wieder in Ausgangsposition zurück, ohne den Kopf dabei abzulegen.

Halten Sie während der gesamten Bewegung die Bauchmuskeln unter Spannung und vermeiden Sie Schwung- und Ausweichbewegungen. Wer möchte, kann den Kopf mit der Hand leicht unterstützen, Sie sollten ihn allerdings nicht aktiv nach vorn ziehen.

Variante: Je weniger Sie sich auf den seitlich ausgestreckten Arm abstützen, umso höher wird der Schwierigkeitsgrad.

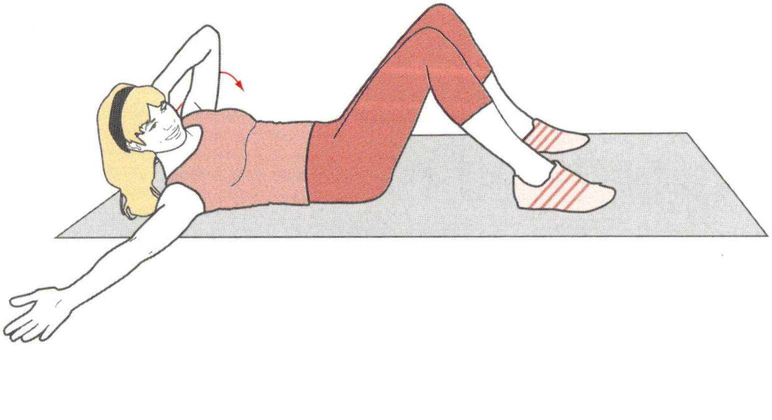

Beinstrecker im Unterarmstütz

Auch hier nehmen Sie wieder eine stabile Ausgangsposition ein, aus der sich die **Rückenmuskeln** optimal trainieren lassen.

Angesprochene Muskulatur: Sobald Sie das Bein anheben, kooperieren Ihre Rücken- und Gesäßmuskulatur. Im Zusammenspiel stabilisieren sie das Becken und die gesamte Körperhaltung.

Und so geht's: Gehen Sie in den Kniestand, wobei Sie sich nicht mit den Händen, sondern auf den Unterarmen abstützen. Verteilen Sie Ihr Gewicht gleichmäßig auf Unterarmen und Knien. Ihr Rücken ist dabei gerade und fällt zum Kopf hin etwas nach unten ab.

Heben Sie abwechselnd das rechte und das linke Knie an und strecken Sie das Bein, bis es mit dem Rücken eine Linie bildet. Ziehen Sie dabei die Fußspitze leicht an. Ihre Blickrichtung zeigt während der gesamten Übung nach unten.

Weichen Sie auf keinen Fall mit dem Becken und dem Rücken aus (sonst landen Sie im Hohlkreuz!). Wenn das nicht auf Anhieb gelingt, hilft es, zusätzlich die Bauchmuskeln anzuspannen.

Variante: Wenn Sie die Übung gut beherrschen, lässt sich der Schwierigkeitsgrad ganz einfach steigern: Wenn Ihr gestrecktes Bein am höchsten Punkt angekommen ist, führen Sie zusätzlich kleine, kreisförmige Bewegungen in engen Radien durch.

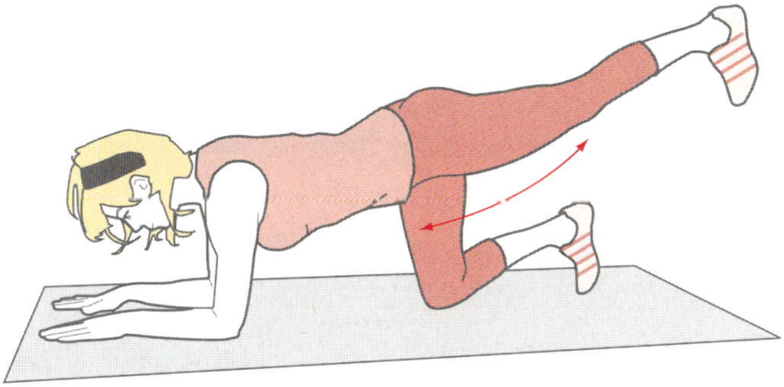

Übung 7

Wandstütz rückwärts

Auch hier wieder eine Übung, die Sie gut kontrollieren können. Diesmal kommt sie dem **oberen Rücken** und der Körperhaltung zugute.

Angesprochene Muskulatur: Gekräftigt werden die hinteren Schultermuskeln und dabei insbesondere die zwischen der Wirbelsäule und den Schulterblättern gelegenen Muskelpartien.

Und so geht's: Stellen Sie sich im Abstand von ein bis zwei Fußlängen rückwärts vor eine Wand. Lehnen Sie sich mit dem Rücken an. Winkeln Sie die Arme an und heben Sie sie auf Schulterhöhe. Platzieren Sie die Ellbogen seitlich knapp unterhalb der Schultern an der Wand, die Handflächen zeigen dabei nach unten.

Spannen Sie den gesamten Körper an. Geben Sie so viel Druck auf die Ellbogen, dass der gesamte Rücken sowie der Po den Kontakt zur Wand verlieren. Kehren Sie danach langsam wieder in die Ausgangsposition zurück.

Wichtig ist, dass Sie sich bei dieser Übung äußerst kontrolliert und nur in kleinen Bewegungsradien bewegen. Sie können die Körperspannung zusätzlich erhöhen, indem Sie Bauch- und Gesäßmuskulatur ganz bewusst anspannen.

Variante: Sie haben noch Probleme mit der Übungsausführung? Dann versuchen Sie, die Ellbogen zu Beginn etwas niedriger an der Wand zu platzieren, das macht die Übung etwas leichter. Wer es dagegen etwas schwieriger mag, nimmt die Ellbogen ein Stück weiter nach oben, maximal aber bis auf Schulterhöhe.

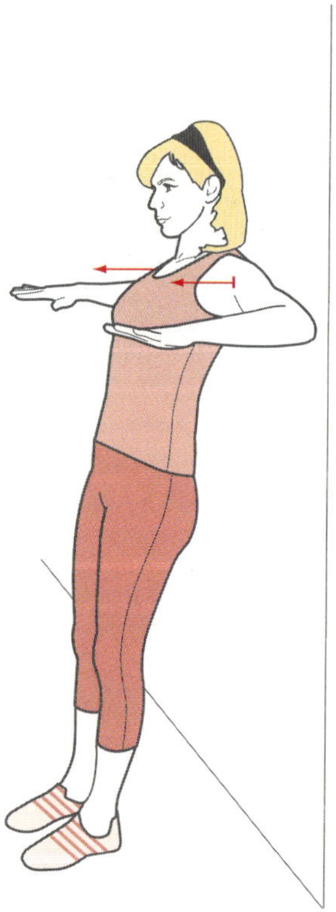

Wandstütz vorwärts

Wer seine **Brustmuskulatur** kräftigen möchte, liegt mit dieser gut dosierbaren Übung genau richtig.

Angesprochene Muskulatur: Die Bewegungen werden in erster Linie von der Brustmuskulatur sowie den Ellbogenstreckern (Trizeps) durchgeführt. Unterstützt werden sie dabei von der vorderen Schultermuskulatur.

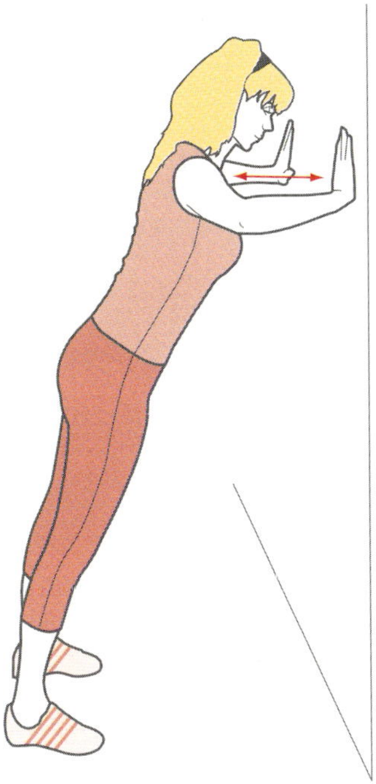

Und so geht's: Stellen Sie sich im Abstand von drei Fußlängen frontal vor eine Wand. Strecken Sie die Arme in Richtung Wand und platzieren Sie die Hände auf Schulterhöhe etwas mehr als schulterbreit.

Spannen Sie den gesamten Körper an, sodass er sich aufrichtet und eine Linie bildet. Beugen Sie die Ellbogen und bringen Sie dadurch Ihren gestreckten (Ober-)Körper näher zur Wand. Kurz verharren, dann die Ellbogen strecken und den Körper wieder in die Ausgangsstellung zurückdrücken.

Achten Sie unbedingt darauf, dass Ihr Körper immer gut aufgerichtet ist und sich in einer Linie befindet (nicht den Po rausstrecken). Die Bewegung findet ausschließlich in den Ellbogen- und Schultergelenken statt.

Variante: Je weiter Sie Ihre Hände an der Wand von den Schultern entfernen, desto stärker werden Ihre Brustmuskeln gefordert; je enger die Handposition ist, umso stärker ist die Wirkung auf die Ellbogen-Streckmuskulatur.

Zwischenübung Einsteiger:

Marching (Gehen auf der Stelle)

Beim Gehen auf der Stelle aktivieren Sie das Herz-Kreislauf-System und halten damit den Puls in einem mittleren Anstrengungsbereich. Das «Marching» eignet sich besonders gut als Zwischenübung für den Einsteiger-Zirkel, da beim Gehen einerseits vergleichsweise moderate Gelenkbelastungen auftreten, anderseits der Anstrengungsgrad gut dosiert beziehungsweise angepasst werden kann.

Angesprochene Muskulatur: Beim Gehen sind die gesamten Bein-, Hüft- und Gesäßmuskeln im Einsatz. Hinzu kommt die Rückenmuskulatur, die den Oberkörper aufrecht halten und stabilisieren muss.

Und so geht's: Wählen Sie am besten stabile Sportschuhe mit einer guten Sohlendämpfung. Gehen Sie rhythmisch-dynamisch auf der Stelle. Nehmen Sie zur Unterstützung die angewinkelten Arme gegengleich mit.

Achten Sie darauf, dass die Bewegungen sanft über die Fußballen abgefedert werden. Halten Sie den Rücken gerade und den Schultergürtel entspannt.

Variante: Je nachdem, wie fit Sie sind, können Sie die Bewegungsgeschwindigkeit erhöhen oder Ihre Knie noch etwas betonter anheben.

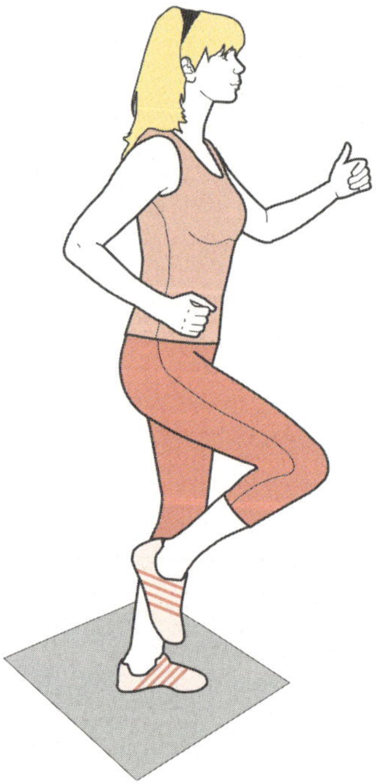

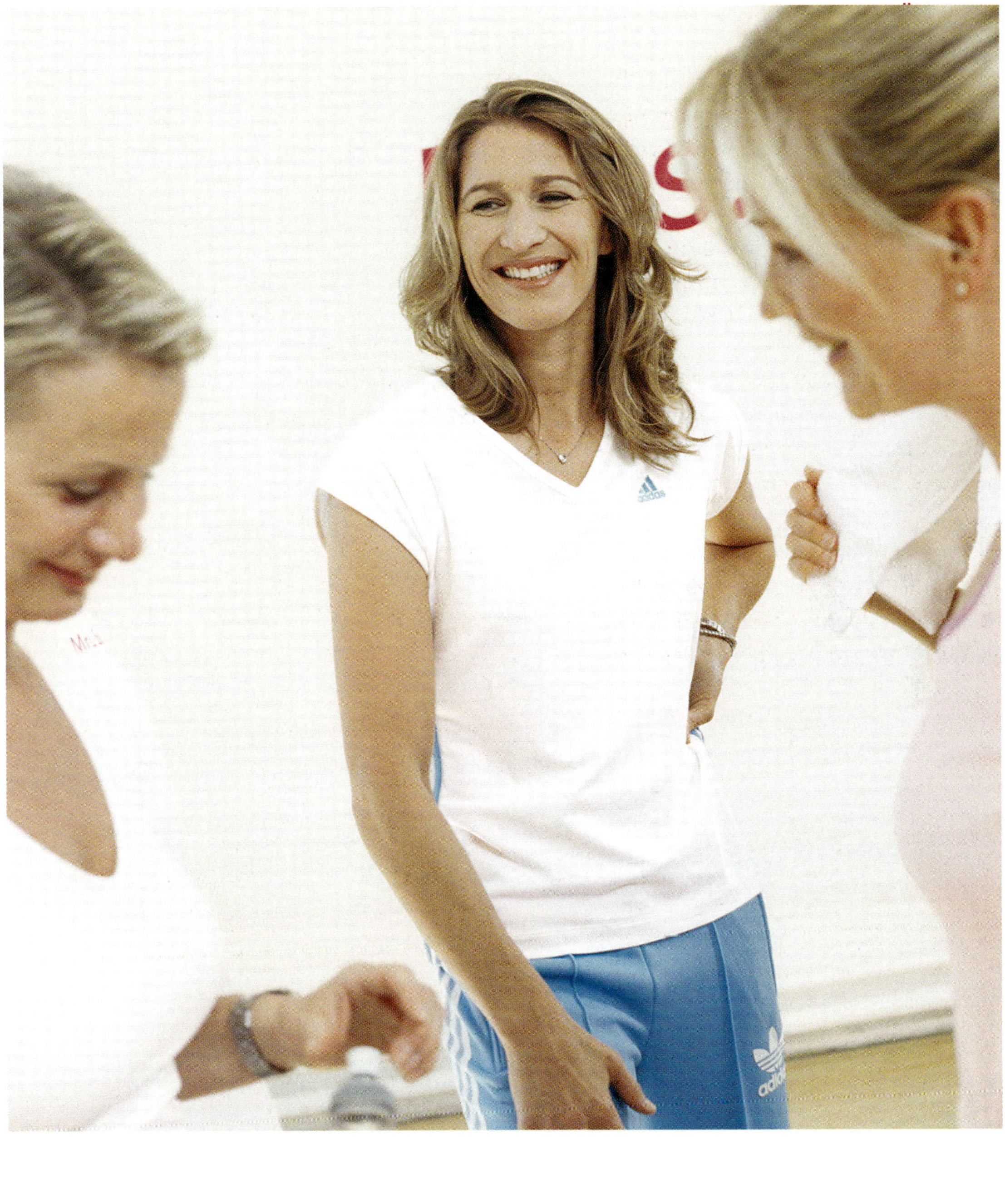
adidas
adidas

Der Mrs.Sporty-Zirkel für Fortgeschrittene

Anspruchsvoll geht's weiter

Im Vergleich zum Einsteiger-Zirkel finden Sie hier nun Übungen, die koordinativ anspruchsvoller und insgesamt auch anstrengender sind. Grundschema und Aufbau des Zirkels bleiben jedoch gleich: Sie trainieren alle wichtigen Muskelgruppen mit acht Grundübungen, die jeweils von einer Zwischenübung unterbrochen werden.

Bei den Zwischenübungen können Sie nun zwischen sanftem Joggen auf der Stelle oder einer Aerobic-Grundübung wählen. Selbstverständlich können Sie auch auf der Stelle Gehen (Marching), was vor allem bei deutlichem Übergewicht sinnvoll ist (siehe dazu auch Seite 68).

Bei den folgenden Übungen sind überwiegend große Muskelgruppen im Einsatz, die entweder die Bewegung ausführen oder aber den Körper stabil stützen und ausbalancieren. Gerade diese Kombination erhöht den Schwierigkeitsgrad beziehungsweise steigert die Intensität.

Jetzt brauchen Sie nur noch einen Hocker und eine Gymnastikmatte, und schon kann es losgehen:

Fortgeschrittenen-Zirkel

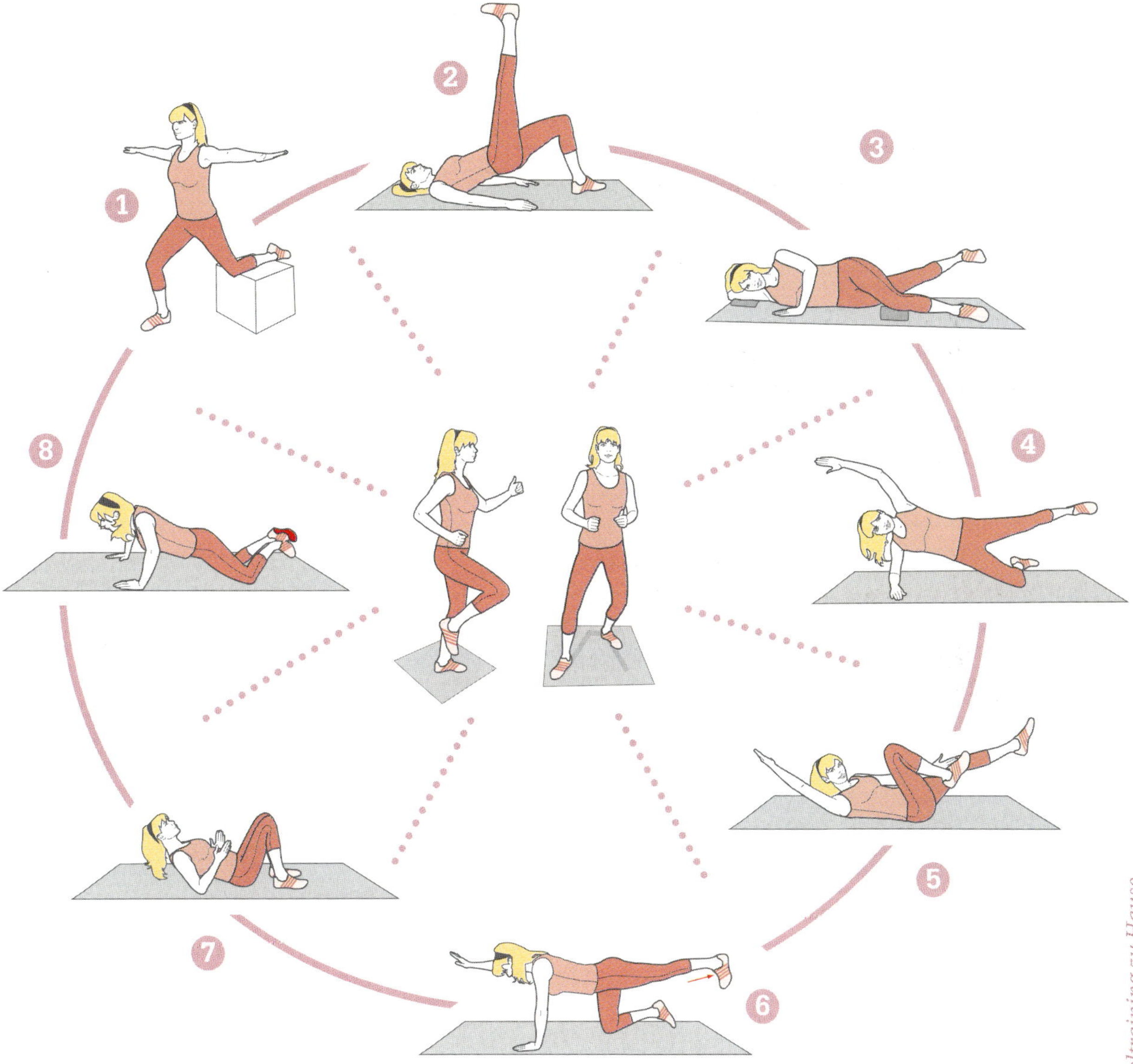

Übung 1

Einbeinige Kniebeuge

Bei dieser Übung sind sowohl Ihre **Beinkraft** als auch eine gute **Balance** gefragt.

Angesprochene Muskulatur: Wenn Sie, wie bei dieser Übung, die Knie- und Hüftgelenke strecken, sind nahezu alle Muskeln im Bereich der Ober- und Unterschenkel im Einsatz. Unterstützt werden sie dabei von der Gesäß- und der unteren Rückenmuskulatur.

Und so geht's: Machen Sie einen weiten Ausfallschritt und legen Sie den Fußrücken des hinteren Beins auf einem Hocker ab. Halten Sie dabei den Rücken gerade und legen Sie die Hände locker seitlich an die Hüfte.

Senken Sie nun langsam und kontrolliert das Becken in Richtung Boden, bis das vordere Standbein annähernd rechtwinklig gebeugt ist.

Anschließend bringen Sie den Körper ohne Schwung allein durch die Kraft der Beinmuskeln wieder in die Ausgangsposition zurück, wobei das Knie leicht gebeugt bleibt. Ihr Blick zeigt dabei stets nach vorn.

Achten Sie darauf, dass die Bewegung nicht nach vorn verläuft, sondern ausschließlich senkrecht. Das ist der Fall, wenn sich Ihr Knie (von oben betrachtet) nicht über die Fußspitze schiebt. Ist das nicht möglich, sollten Sie die Länge des Ausfallschritts etwas vergrößern.

Variante: Wenn Sie zusätzlich die Rückenmuskeln aktivieren wollen, fassen Sie mit beiden Händen an den Hinterkopf und führen die Ellbogen dabei nach außen. Üben Sie nun mit den Händen sanften Druck aus und spüren Sie, wie sich automatisch die Muskelspannung auch im Rückenbereich verstärkt.

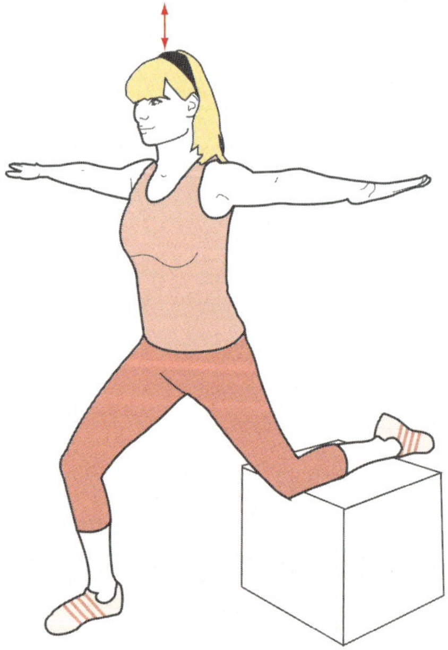

Einbeiniger Beckenlift

Zugegeben, diese Übung ist schon etwas anspruchsvoller, doch damit lassen sich **Beinbeuge- und Hüftstreckmuskeln** besonders gut in Form bringen.

Angesprochene Muskulatur: Wenn Sie die Beuge- und Streckbewegungen ausführen, wird die hintere Oberschenkelmuskulatur im Zusammenspiel mit der Gesäßmuskulatur aktiv. Beim Anheben des Oberkörpers kommt dann noch die Rückenmuskulatur dazu.

Und so geht's: Sie legen sich auf den Rücken und stellen ein Bein etwas mehr als rechtwinklig gebeugt mit der gesamten Fußsohle auf. Strecken Sie das andere Bein und führen Sie es nach oben, sodass Ihre Fußsohle zur Decke zeigt. Die Arme liegen seitlich neben dem Körper.

Heben und senken Sie Ihr Becken in kleinen Bewegungen, indem Sie Druck auf das aufgestellte Bein geben. In der Endposition (also wenn Sie das Becken angehoben haben) bilden Oberschenkel und Rücken eine Linie. Das Becken dabei immer nur so weit absenken, dass der Po den Boden nicht berührt.

Achten Sie während der gesamten Bewegungsabfolge auf eine gute Körperspannung. Versuchen Sie, jede Ausweichbewegung des Beckens zu vermeiden.

Variante: Experimentieren Sie bei dieser Übung, indem Sie den Winkel des stützenden Beines geringfügig vergrößern oder verkleinern. Wer möchte, kann den Fuß am Boden auch einmal nur mit der Ferse aufsetzen, ansonsten bleibt die Übung gleich.

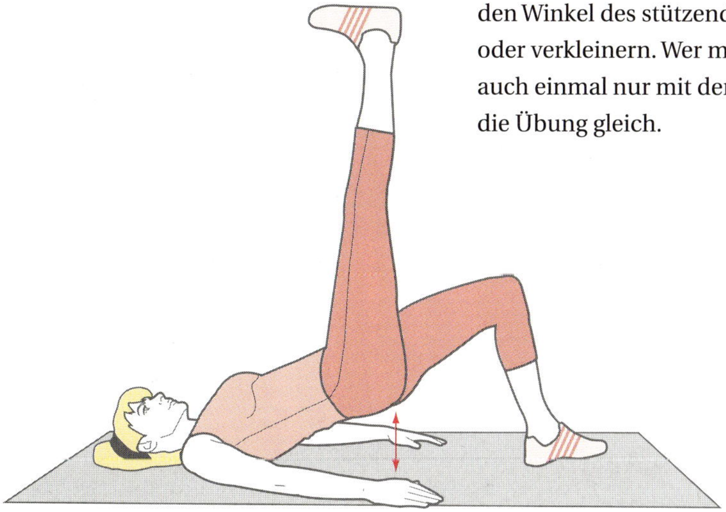

Übung 3

Beinlift hinten

Hier heißt es: Konzentration auf die Muskeln an der **Schenkelinnenseite**, die mit dieser Übung effektiv gekräftigt werden.

Angesprochene Muskulatur: Sobald Sie das Bein zum Körper anziehen, fordern Sie Ihre Adduktorenmuskeln, wie die Schenkelanzieher auch genannt werden.

Und so geht's: Legen Sie sich in Seitenlage auf eine Matte, den Kopf halten Sie gerade in Verlängerung des Rückens. Mit der Hand des oberen Arms stützen Sie sich vorn ab, auf dem anderen angewinkelten ruht Ihr Kopf (bei Bedarf können Sie ihn noch mit einem Kissen unterlagern).

Ihr oberes Bein ist angewinkelt und stabilisiert vor dem Körper die Übungsposition. Unterlagern Sie das Knie dabei mit einem kleinen Ball (oder einem zusammengerollten Handtuch), damit Sie Ihr Becken gerade halten und nicht verdrehen.

Heben Sie nun das untere gestreckte Bein an und ziehen Sie dabei den Fuß leicht heran. Senken Sie es anschließend langsam bis unmittelbar vor den Boden ab, ohne es abzulegen.

Hier kommt es auf die feinen, kleinen Bewegungen an, die Sie ganz besonders konzentriert ausführen sollten.

Variante: Indem Sie das angehobene Bein abwechselnd leicht nach außen oder nach innen drehen, können Sie unterschiedliche Muskelanteile betonen.

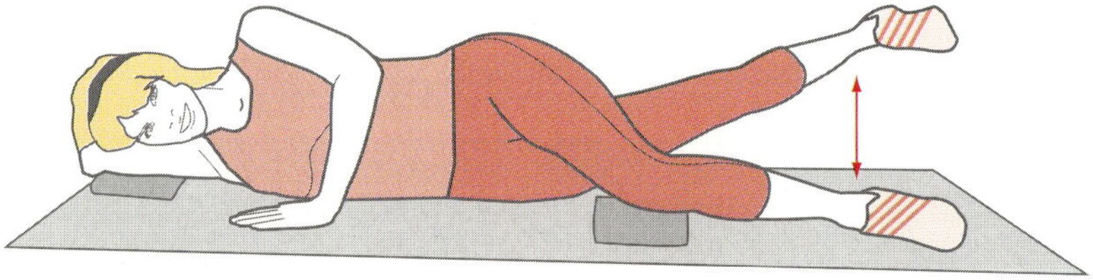

Bein abspreizen in Seitenlage

Mit dieser sehr effektiven Übung werden die **äußeren Schenkelmuskeln** zu beiden Körperseiten aktiviert.

Angesprochene Muskulatur: Die seitlich gelegenen Bein- und Gesäßmuskeln der einen Körperseite führen das Bein nach oben, während die Muskeln der anderen Körperseite die gestreckte Körperposition stabilisieren. Zusätzlich sind die Rückenmuskeln, die Bauchmuskeln und die Muskeln des Schultergürtels im Einsatz.

Und so geht's: Legen Sie sich auf die Seite und heben Sie den Körper in den Unterarmstütz. Dabei verteilt sich das Körpergewicht gleichmäßig auf Unterschenkel und Unterarm. Heben Sie das Becken an, bis Oberschenkel und Oberkörper eine Linie bilden. Führen Sie zur besseren Körperkontrolle den oberen Arm in Verlängerung des Rückens über den Kopf. Strecken Sie das obere Bein und spreizen Sie es etwas nach oben ab. Senken Sie es anschließend wieder ab, ohne jedoch den Boden zu berühren.

Haben Sie während der gesamten Übungsabfolge ein Auge darauf, dass Ihr Becken nicht absinkt. Die Bewegung sollte – von oben betrachtet – in einer Linie verlaufen.

Variante: Sie kommen gut mit der Übung klar und möchten die Intensität noch steigern? Dann führen Sie in der Endposition (das Bein ist gestreckt angehoben) kleine Bewegungen nach oben und unten durch (die sogenannten Endkontraktionen).

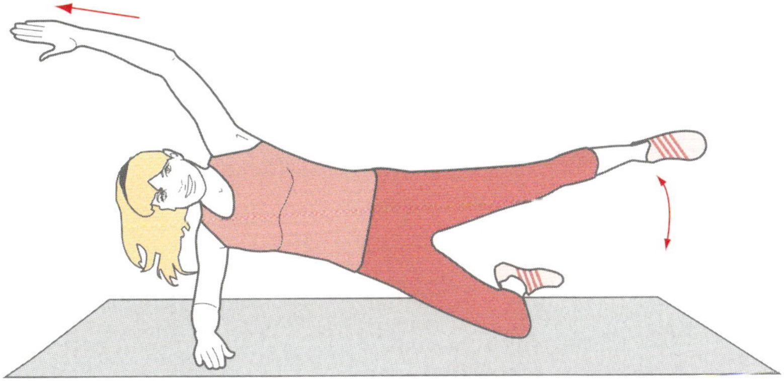

Übung 5

Diagonaler Crunch

Intensiv und koordinativ anspruchsvoll: Diese Übung zur Kräftigung aller **Bauchmuskeln** hat es in sich!

Angesprochene Muskulatur: Beim wechselseitigen Anheben und Eindrehen des Oberkörpers kräftigen Sie sowohl die geraden als auch die schrägen und queren Bauchmuskeln.

Und so geht's: Legen Sie sich auf den Rücken und heben Sie die Beine gebeugt an. Rollen Sie dann auch Kopf und Oberkörper vom Boden ab, bis die Schulterblätter den Bodenkontakt verlieren.

Ziehen Sie ein Knie zum Körper heran und strecken Sie das andere Bein nach vorn. Strecken Sie nun diagonal den einen Arm nach vorn zum gegenüberliegenden, angewinkelten Bein, und führen Sie den anderen Arm in Verlängerung des Rückens nach hinten. Führen Sie diesen Bewegungsablauf im fließenden Wechsel zu beiden Seiten durch.

Achten Sie darauf, dass Ihre Bauchmuskeln dabei stets angespannt sind, und vermeiden Sie jede Schwungbewegung. Wenn Sie die Übung zu Beginn noch nicht über die gesamten 40 Sekunden sicher und technisch korrekt beherrschen, können Sie zuerst noch kurze Pausen einbauen.

Variante: Je stärker Sie den Oberkörper anheben und je weiter Sie zur Gegenseite eindrehen, desto höher ist der Schwierigkeitsgrad der Übung und entsprechend größer auch der Trainingseffekt.

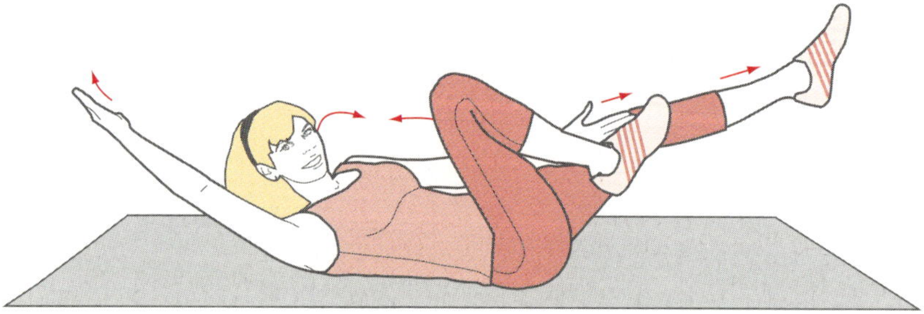

Vierfüßler

Das «Geheimnis» dieser wichtigen Basisübung liegt im **Zusammenspiel zahlreicher Muskelgruppen:** Nur indem sie harmonisch zusammenwirken, können sie den Körper stabilisieren.

Angesprochene Muskulatur: Rücken- und Gesäßmuskulatur spielen die Hauptrolle, wenn es darum geht, die horizontale Stützposition zu kontrollieren. Bein-, Schulter- und Armmuskeln unterstützen sie dabei.

Und so geht's: Gehen Sie in den Vierfüßlerstand und verteilen Sie Ihr Gewicht gleichmäßig auf Armen und Beinen. Halten Sie den Rücken gerade und den Kopf in Verlängerung des Rückens.

Strecken Sie nun gleichzeitig ein Bein und den gegenüberliegenden Arm, bis diese sich in einer Linie mit dem Rücken befinden. Danach führen Sie Arm und Bein so zurück, dass sich Ihr Ellbogen und das gegenüberliegende Knie unter dem Körper berühren.

Hier können Sie nicht nur zeigen, was Sie in puncto Kraft draufhaben, sondern auch Ihren Gleichgewichtssinn schulen. Achten Sie deshalb ganz besonders darauf, dass Ihre Ausgangsposition stabil ist. Und wie immer gilt: Vermeiden Sie Ausweichbewegungen des Beckens und des Rückens.

Variante: Sie beherrschen die Übung und könnten sich vorstellen, eine Stufe draufzusetzen? Dann führen Sie mit dem gestreckten Arm und Bein in der Endposition zusätzlich kreisförmige Bewegungen in engen Radien durch.

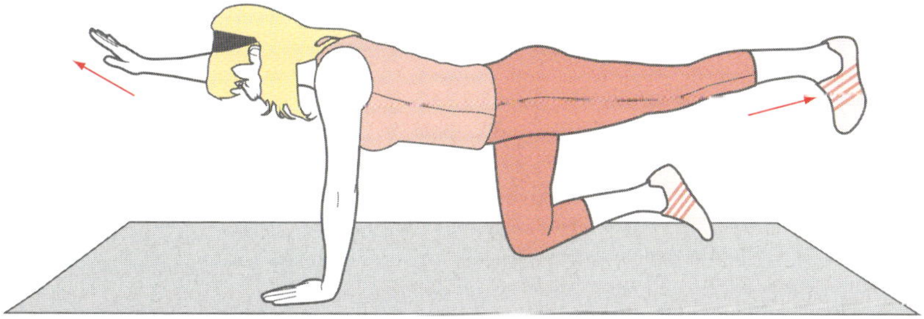

Übung 7

Oberarmstütz in Rückenlage

Bei dieser intensiven Übung werden ganz konzentriert diejenigen Muskelpartien gekräftigt, die für die **Aufrichtung des Brustkorbs** verantwortlich sind.

Angesprochene Muskulatur: Beim Abdrücken und Stützen des Oberkörpers sind vor allem die Muskeln im Einsatz, die zwischen den Schulterblättern und der Wirbelsäule liegen. Unterstützt werden sie dabei von weiteren Schulter- und Nackenmuskeln.

Und so geht's: Legen Sie sich auf den Rücken und stellen Sie beide Beine angewinkelt auf. Platzieren Sie die Ellbogen parallel so neben dem Körper, dass die Unterarme senkrecht nach oben zeigen. Ihr Kopf bleibt in Verlängerung des Rückens, Ihr Blick zeigt während der ganzen Übung nach oben. Geben Sie nun Druck auf die Oberarme und heben Sie den Oberkörper so weit vom Boden ab, bis der gesamte Rücken den Bodenkontakt verliert.

Danach senken Sie den Rücken langsam wieder in die Ausgangsposition ab, ohne dass Sie dabei die Spannung zwischen den Schulterblättern auflösen oder den Kopf ablegen.

Sie führen die Übung nur dann korrekt aus, wenn Sie während der gesamten Bewegungsabfolge den Rücken gerade und den Kopf in Verlängerung des Rückens halten.

Variante: Wenn Sie die Arme ein wenig weiter vom Körper entfernt aufsetzen, wird die Übung um einiges schwieriger!

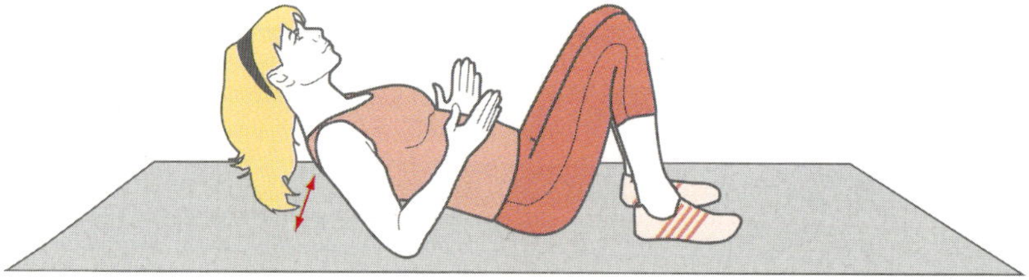

Knie-Liegestütz

Diese bewährte Kräftigungsübung für den **Brust- und Schulterbereich** kennen Sie vielleicht schon. Sie ist ebenso beliebt wie effizient, da dabei viele der großen Muskelgruppen im Einsatz sind.

Angesprochene Muskulatur: Die Beuge- und Streckbewegungen werden von der Brustmuskulatur, den Armstreckern (Trizeps) und der vorderen Schultermuskulatur geführt. Hinzu kommen die Rumpf- und Oberschenkelmuskeln, die zusätzlich stabilisieren.

Und so geht's: Nehmen Sie eine Liegestützposition mit gebeugten Beinen ein. Dabei sollten Ihre Beine knapp oberhalb der Kniegelenke Bodenkontakt haben. Platzieren Sie die Hände etwas weiter als schulterbreit und auf Höhe Ihres Kinns. Der Kopf bleibt in Verlängerung des Rückens, der Blick zeigt nach unten.

Spannen Sie die Muskeln an und senken Sie den dadurch gestreckten Körper langsam bis unmittelbar vor den Boden ab. Drücken Sie sich anschließend wieder in die Ausgangsposition, wobei Sie die Ellbogen im höchsten Punkt noch leicht gebeugt lassen.

Ohne eine gute Körperspannung geht bei dieser Übung nichts! Wenn Sie ins Hohlkreuz fallen, zeigt Ihnen das, dass Ihre Körperspannung nachlässt. Auch wichtig: Belassen Sie den Kopf die ganze Zeit gerade in Verlängerung des Rückens, nehmen Sie ihn auf keinen Fall in den Nacken.

Variante: Indem Sie die Hände näher oder weiter von den Schultern entfernt platzieren, können Sie selbst bestimmen, welche Körperregion gezielt gefordert werden soll: Eine weite Stützposition betont den Einsatz der Brustmuskeln, eine enge den der Armstrecker.

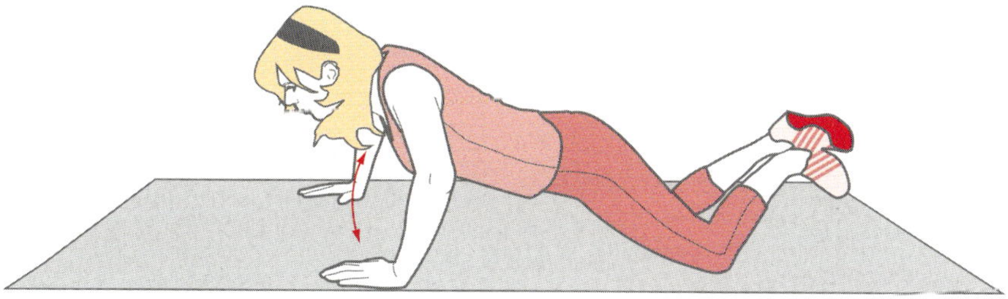

Jogging auf der Stelle

Als Steigerung gegenüber dem Marching, das beim Einsteiger-Zirkel als Zwischenübung eingesetzt wird, bietet sich Joggen auf der Stelle an. Das ist allerdings nur empfehlenswert, wenn Sie überdurchschnittlich fit sind und gleichzeitig keine Gelenkprobleme in den unteren Extremitäten oder im Rücken haben. Bei deutlichem Übergewicht kommt das Joggen ebenfalls nicht in Frage. Als Alternative bietet sich das sanftere Gehen auf der Stelle an.

Angesprochene Muskulatur: Wie beim Gehen sind auch hier die gesamten Bein-, Hüft- und Gesäßmuskeln sowie die Rückenmuskulatur in Aktion. Allerdings ist die Aktivität der Waden- und Oberschenkelmuskeln gegenüber dem Gehen erhöht.

Und so geht's: Stabiles Schuhwerk mit einer guten Sohlendämpfung ist natürlich auch hier empfehlenswert. Beginnen Sie mit sanften Joggingbewegungen, die sich harmonisch über den Körper verteilen.

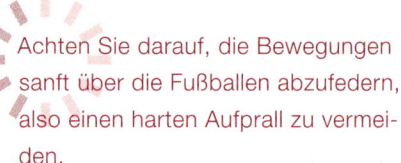

Achten Sie darauf, die Bewegungen sanft über die Fußballen abzufedern, also einen harten Aufprall zu vermeiden.

Variante: Steuern Sie die Intensität über die Schrittfrequenz, also je höher Ihre Schrittfrequenz, desto intensiver wird das Training. Wer die Intensität dann noch erhöhen möchte, kann ab und zu «anfersen» oder die Knie etwas mehr anheben.

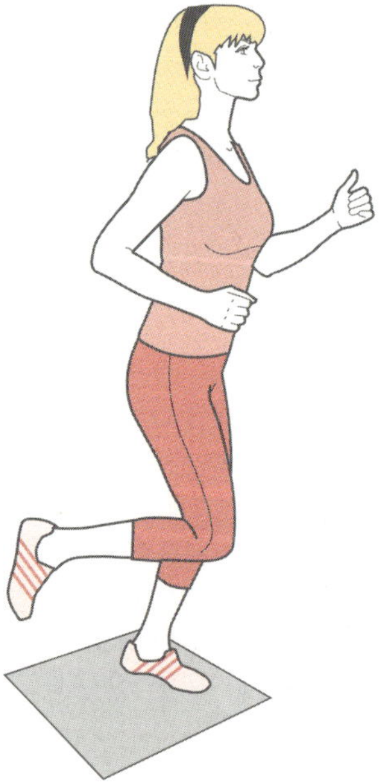

V-Step

Wenn Sie bereits über Erfahrung mit Aerobic-Übungen verfügen, können Sie als Zwischenübung auch Grundschritte wie zum Beispiel den V-Step einsetzen. Das fordert zusätzlich die Koordination und die Bewegungskontrolle. Wenn Sie Ihre Zwischenübung dann noch mit rhythmisch-motivierender Musik untermalen, macht sie besonders viel Spaß.

Angesprochene Muskulatur: Gegenüber den beiden anderen Bewegungsformen (Marching, Jogging) werden die inneren und äußeren Schenkelmuskeln etwas stärker betont.

Und so geht's: Die Füße öffnen und schließen sich, wobei die ersten beiden Schritte nach vorn-außen und beim Schließen mit einem Schritt zurück nach innen durchgeführt werden, sodass die Bewegungsfolge insgesamt ein «V» in vier Schritten beschreibt.

Achten Sie darauf, dass Ihre Füße nur einen sanften Bodenkontakt haben und dabei harmonisch abrollen.

Variante: Etwas leichter geht es mit «Out-Out-In-In», bei dem die Bewegung nur zur Seite stattfindet: Hier stellen Sie erst das rechte, dann das linke Bein nach außen. Danach geht es mit dem rechten und dann mit dem linken Fuß wieder zurück in die Ausgangsposition.

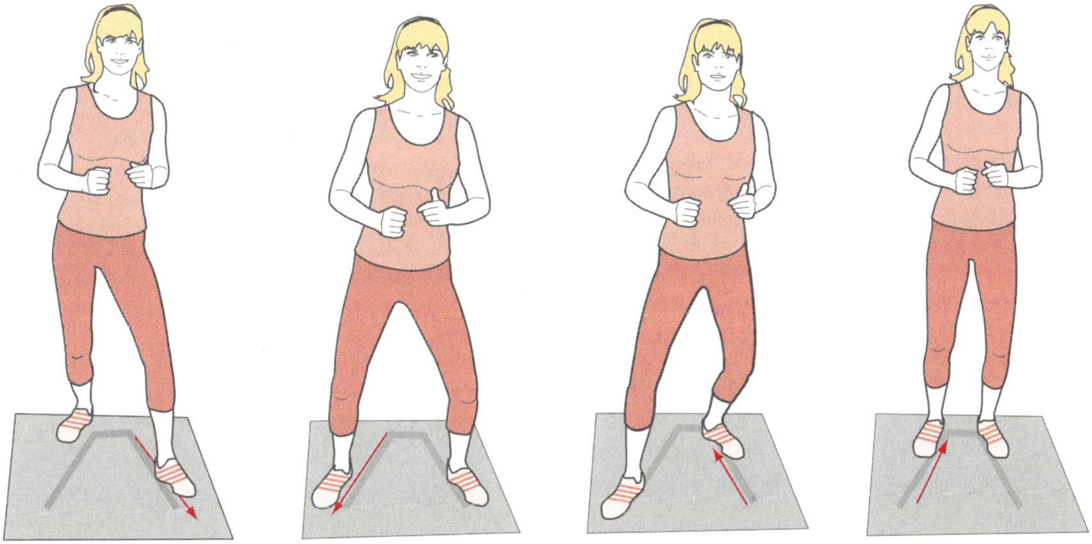

Der Mrs.Sporty-Thera-Band-Zirkel

Turboeffekt mit Mini-Trainer

Wenn Sie die nun gern etwas Abwechslung hätten, dann liegen Sie mit unserem Thera-Band-Workout genau richtig. Mit dem kleinen, universell einsetzbaren Band werden die Übungen nicht nur vielfältiger, sondern auch anspruchsvoller und intensiver.

Das kleine, elastische Latexband liefert Ihnen beim Training einen harmonischen Widerstand. Je nachdem, wie eng oder weit Sie das Band fassen oder befestigen, erhöht beziehungsweise reduziert sich der Schwierigkeitsgrad. Bei manchen Übungen können Sie das Band vielleicht sogar doppelt nehmen, was das Training entsprechend anstrengender macht. Auf jeden Fall können Sie die Intensität problemlos auf Ihre Voraussetzungen und Ziele anpassen.

Einige Übungen werden Ihnen aus den beiden anderen Zirkeln bekannt vorkommen, andere Übungen kommen neu hinzu.

Nehmen Sie sich am Anfang ein wenig Zeit, experimentieren Sie mit dem Band herum und gewöhnen Sie sich an die spezifische Wirkungsweise. Wenn Sie das Band mit den Händen fixieren, sollten Sie es breit (also nicht zusammengerollt) fassen und es dabei auch um die Hand wickeln. Auf diese Weise liegt es angenehm in der Hand und schnürt nicht ein.

Bei einigen Übungen (etwa der Adduktoren und Abduktoren) müssen Sie mit dem Band eine Schlaufe bilden. Probieren Sie zunächst aus, wie weit beziehungsweise eng Sie die Schlinge ziehen müssen, damit der Widerstand über die gesamte Bewegungsbahn für Sie passend ist. Dann das Band einfach an der entsprechenden Stelle knoten, und schon es kann losgehen.

Damit Sie das Zirkeltraining ohne Pausen durchführen können, wäre es praktisch, wenn Sie zwei oder mehr Bänder zur Verfügung hätten. Dann können Sie ein Band mit Schlaufe vorbereiten und haben es bei Bedarf zur Hand.

Bei anderen Übungen wie zum Beispiel dem Ruderzug wird das Band von außen geführt und daher an einem stabilen Gegenstand in entsprechender Höhe und im richtigen Abstand fixiert. Suchen Sie sich dazu eine geeignete Vorrichtung, an der Sie das Band sicher und gefahrlos befestigen können (z.B. an einem Geländer, einem stabilen Möbel, einer Türklinke etc.).

Bei einigen anderen Übungen fixieren Sie das Band unter den Füßen (Squat), am Fußgelenk (Push-up) oder an beiden Unterschenkeln (Beinlift).

Achten Sie beim Training immer darauf, dass Sie die Bewegungen gegen den Widerstand des Bandes gleichmäßig und in einer geradlinigen Bewegungsbahn durchführen. Das gilt vor allem für die «nachgebende» Phase, also wenn Sie in die Ausgangsposition zurückkehren. Halten Sie dabei die Muskeln und damit auch das Band stets unter Spannung und lassen Sie es nicht zurückschnellen.

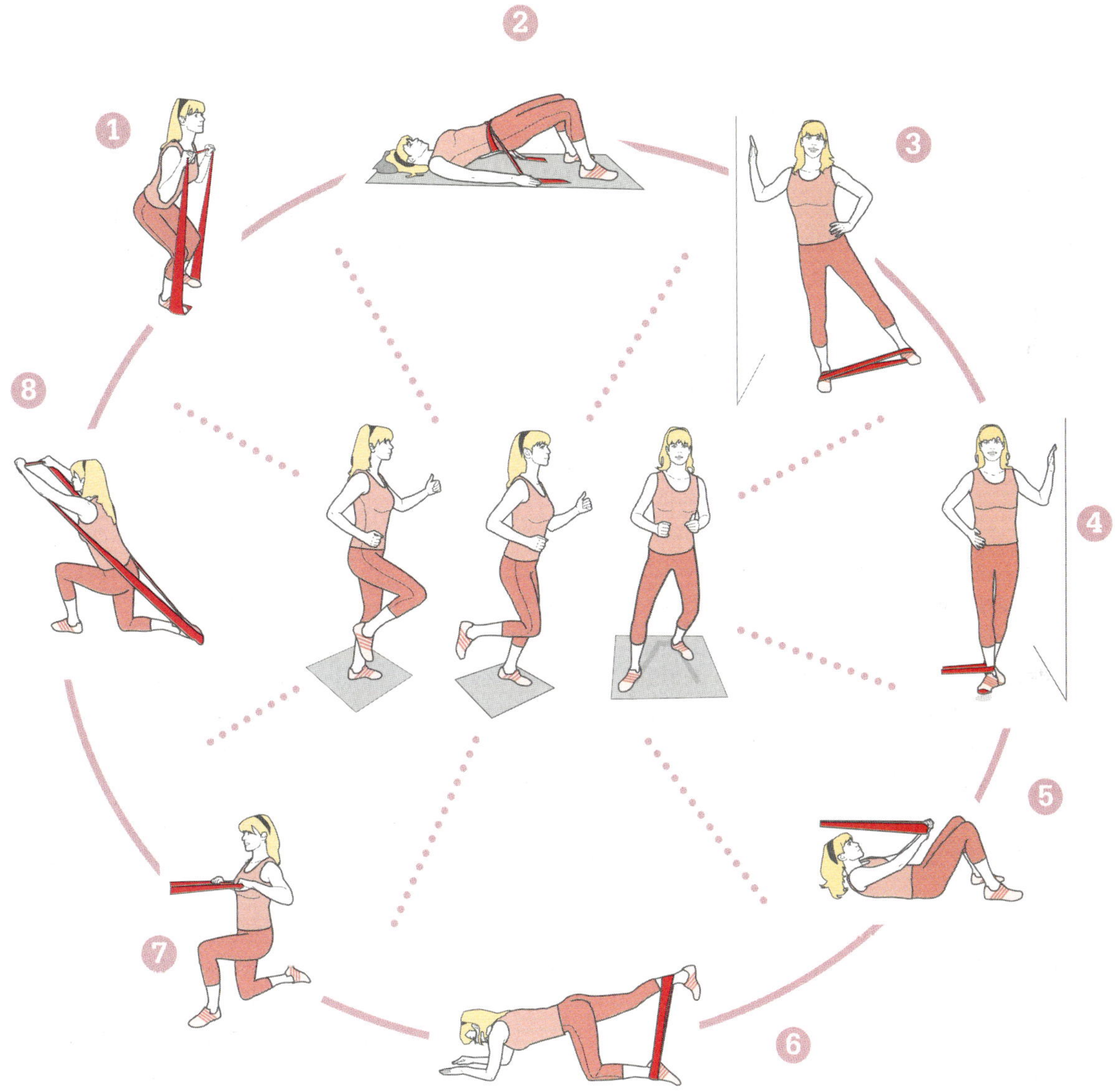
1
2
3
4
5
6
7
8

Übung 1

Squat

Hier eine wirkungsvolle **Allroundübung**, deren Schwierigkeitsgrad sich durch das Band gut an Ihre Fähigkeiten und Bedürfnisse anpassen lässt.

Angesprochene Muskulatur: Wie bei allen Squat-Übungen werden neben den wichtigen Beinmuskeln auch die Gesäß- und Rückenmuskeln gekräftigt.

Und so geht's: Suchen Sie einen stabilen Stand, wobei Sie Ihre Füße etwas über schulterbreit und leicht nach außen gedreht aufsetzen. Fixieren Sie die Enden des Thera-Bandes unter Ihren Fußballen. Bringen Sie das Band unter Spannung, indem Sie es mit stabilen Handgelenken bis auf Schulterhöhe führen. Ihre Kniegelenke sind dabei leicht gebeugt, Ihr Rücken etwas nach vorn gekippt.

Senken Sie nun Ihren Körper in einer harmonischen Bewegung mit dem Po voran so weit nach unten ab, dass die Kniegelenke beinahe rechtwinklig gebeugt sind. Dann richten Sie den Körper mit den Schultern voran wieder auf, ohne dass Sie am höchsten Punkt die Knie ganz durchstrecken.

Haben Sie ein Auge auf Ihre Knie: Sie sollen sich immer parallel bewegen und dürfen sich beim Absenken (von oben betrachtet) nicht über die Fußspitzen hinausschieben.

Variante: Wenn Sie in der Aufrichtbewegung zusätzlich die Arme (gegen den Bandwiderstand) strecken, bringen Sie zusätzlich die Schulter-Arm-Muskulatur ins Spiel und haben dann eine echte Ganzkörperübung.

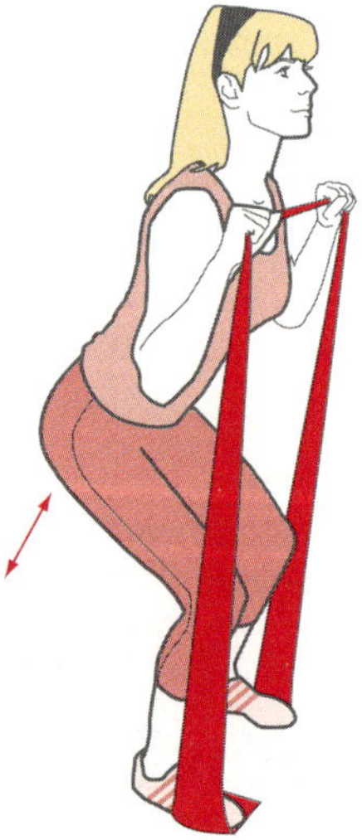

Becken-Lift

Mit dieser Übung schlagen Sie gleich zwei Fliegen mit einer Klappe: Mit ihrer Hilfe stabilisieren Sie nicht nur das **Becken**, sondern kräftigen auch noch die an der **Körperrückseite** gelegenen Muskelgruppen.

Angesprochene Muskulatur: Wenn Sie das Becken anheben, werden Oberschenkel- und Gesäßmuskulatur aktiviert, während der Rückenstrecker gleichzeitig die Wirbelsäule stabilisiert.

Und so geht's: Legen Sie sich auf den Rücken und stellen Sie die Beine auf. Führen Sie das Thera-Band über Kreuz über das Becken und fixieren Sie die Enden unter Vorspannung neben dem Körper.

Heben Sie nun Ihr Becken so weit gegen den Widerstand des Bandes an, bis Oberkörper, Becken und Oberschenkel eine Linie bilden. Halten Sie die Muskelspannung aufrecht und senken Sie das Becken wieder ab, ohne dass der Po den Boden berührt.

Nutzen Sie die Möglichkeit, Ihr Becken zu stabilisieren, indem Sie zusätzlich die Bauchmuskeln anspannen. Ganz wichtig: Gehen Sie auf keinen Fall ins Hohlkreuz!

Variante: Fit für eine Steigerung? Dann versuchen Sie, in der Endposition ein Bein zu strecken und wieder heranzuführen. Wenn Sie das Becken das nächste Mal anheben, ist das andere Bein dran. Im Wechsel üben.

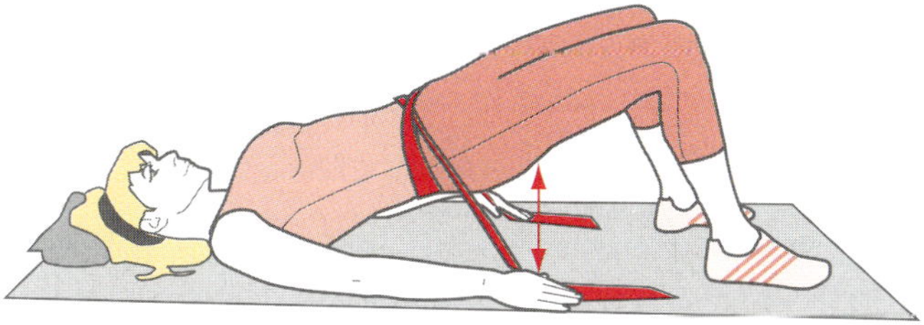

Übung 3

Abduktorenübung

Jetzt geht es ab auf die Beine, denn nun wird die **äußere Schenkel- und Gesäßmuskulatur** im Stand gekräftigt.

Angesprochene Muskulatur: Sobald Sie ein Bein abspreizen, treten die an der Schenkelaußenseite gelegen Muskeln sowie der äußere Gesäßmuskel in Aktion. Die Muskeln Ihres Standbeins stabilisieren zusätzlich.

Und so geht's: Nehmen Sie eine aufrechte Standposition ein. Fixieren Sie das Thera-Band knapp oberhalb der Fußgelenke und bringen Sie es leicht unter Spannung, das Standbein bleibt dabei etwas gebeugt. Stützen Sie den Körper seitlich ab. Um Ihre Körperhaltung zu stabilisieren, spannen Sie die Bauch- und Gesäßmuskeln an.

Führen Sie das äußere Bein in einer geradlinigen Bewegung gegen den Widerstand des Bandes nach außen. Ziehen Sie dabei die Zehenspitzen etwas an.

Führen Sie anschließend das Bein wieder in die Ausgangsposition zurück und behalten Sie dabei die Muskelspannung bei. Das Bein in der Ausgangsposition nicht aufstellen oder damit das Standbein berühren. Nach 20 Sekunden wechseln.

Führen Sie die Bewegung nur so weit durch, dass es zu keiner Ausweichbewegung des Beckens und des Rückens kommt.

Variante: Auch hier eine Steigerung erwünscht? Dann führen Sie in der Endposition einige kleine Wiederholungen (sogenannte Endkontraktionen) durch.

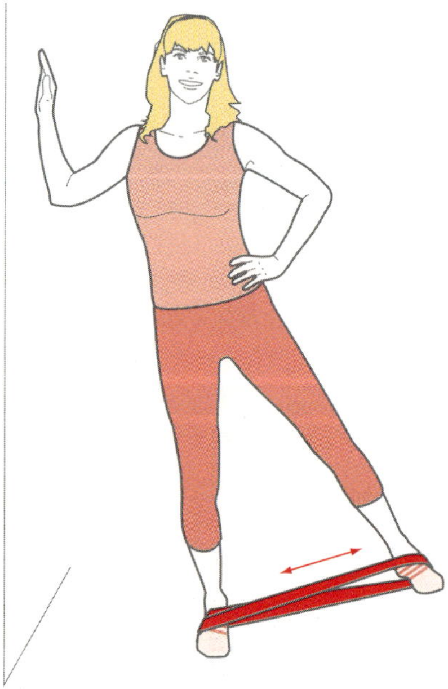

Adduktorenübung

Die sogenannten Schenkelanzieher oder Adduktoren liegen an der **Innenseite der Schenkel** – und genau sie werden hier gekräftigt.

Angesprochene Muskulatur: Wenn Sie das angehobene Bein anziehen, geschieht das durch die Adduktorenmuskeln.

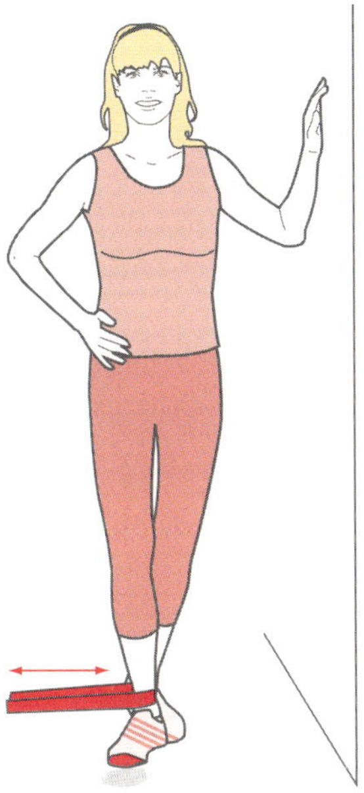

Und so geht's: Suchen Sie sich seitlich Halt. Fixieren Sie das Band in entsprechender Entfernung knapp oberhalb des Bodens. Legen Sie das Thera-Band in einer Schlaufe oberhalb des Fußgelenks um das Bein, das dem fixierten Band am nächsten ist. Halten Sie das Standbein leicht gebeugt und spannen Sie zusätzlich die Bauch- und Gesäßmuskeln an.

Ziehen Sie am gestreckten Bein die Zehenspitzen an und ziehen Sie das Bein so weit zum Körper heran, dass es vorn das Standbein kreuzt.

Halten Sie die Muskelspannung und führen Sie das Bein so weit wie möglich nach außen zurück, ohne dass es zu einer Ausweichbewegung in Becken und Rücken kommt. Nach 20 Sekunden das Standbein wechseln.

Achten Sie darauf, dass der Rücken stets stabil in einer neutralen Position bleibt, sich also beim Bewegen des Beins nicht mitbewegt.

Variante: Auch hier lässt sich die Intensität der Übung steigern, indem Sie in der Endposition einige kleine Wiederholungen (Endkontraktionen) durchführen.

Übung 5

Diagonaler Crunch

Den Diagonalen Crunch gibt es auch als **Bauchmuskel-Grundübung** ohne Band. Doch durch den Zug des Thera-Bandes wird die Übung noch um einiges effektiver.

Angesprochene Muskulatur: Beim diagonalen Aufrollen des Oberkörpers sind alle Bauchmuskeln, also die schrägen, geraden und queren Anteile, in Aktion. Beim Eindrehen kommt es zu einer Betonung der schrägen Bauchmuskulatur.

Und so geht's: Fixieren Sie das Thera-Band etwa in Kniehöhe. Legen Sie sich auf den Rücken und winkeln Sie die Knie an. Positionieren Sie sich dabei so, dass das Band von hinten auf Sie zuläuft.

Halten Sie das Thera-Band fest und bringen Sie es in Vorspannung, indem Sie die Arme gestreckt leicht diagonal in Richtung eines Knies führen.

Heben Sie Kopf, Schultern und schließlich auch den Oberkörper in einer harmonischen Aufrollbewegung vom Boden ab, bis die Schulterblätter den Bodenkontakt verlieren. Dann lassen Sie sich langsam in die Ausgangsposition zurücksinken, wobei Sie den Widerstand des Bandes abbremsen. Am Ende der Bewegung den Kopf nicht ablegen und die Bauchmuskelspannung beibehalten.

Halten Sie den Kopf während der gesamten Bewegungsabfolge in Verlängerung des Rückens, Ihre Blickrichtung zeigt dabei immer schräg nach oben.

Variante: Je stärker Sie das Eindrehen betonen, desto höher die Aktivität der schrägen Bauchmuskeln.

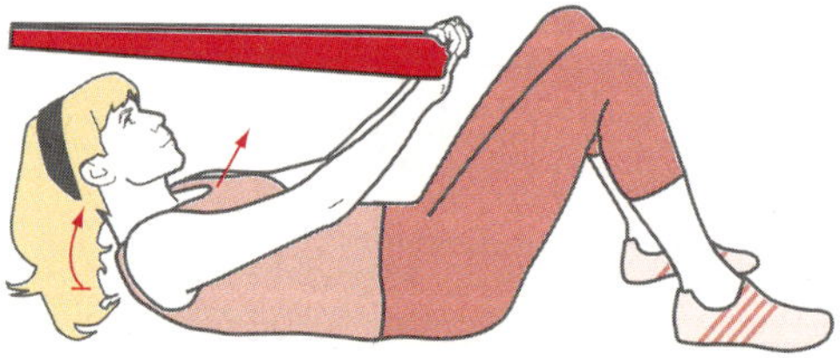

Beinlift

Der Schwierigkeitsgrad dieser äußerst effektiven Allroundübung lässt sich gut an Ihre Fähigkeiten anpassen, indem Sie das Band verkürzen beziehungsweise verlängern.

Angesprochene Muskulatur: Beim Anheben des Beins gegen den Widerstand des Bandes trainieren Sie die untere Rückenmuskulatur in Zusammenarbeit mit der Gesäß- und der rückseitigen Oberschenkelmuskulatur.

Und so geht's: Bilden Sie mit dem Thera-Band eine enge Schlaufe. Führen Sie die Schlaufe oberhalb der Fußgelenke um die Unterschenkel. Gehen Sie in den Unterarmstütz, wobei der Rücken gerade zwischen den Unterarmen und den Beinen abgestützt wird. Spannen Sie die gesamte Rumpfmuskulatur an.

Heben Sie aus dieser stabilen Position ein Bein gestreckt gegen den Widerstand des Bandes an, die Fußspitzen dabei etwas anziehen. Führen Sie die Bewegung so weit nach oben durch, dass das Bein sich in Verlängerung des Rückens befindet und sich im Bereich der Lendenwirbelsäule die natürliche Schwingung (Lordose) zeigt.

Achten Sie darauf, das Band so zu wickeln, dass es innerhalb des gesamten Bewegungswegs unter Spannung steht und damit einen Widerstand bietet.

Variante: Sie können den Schwierigkeitsgrad noch etwas steigern, indem Sie in der Endposition mit dem gestreckten Bein Kreisbewegungen in engen Radien durchführen.

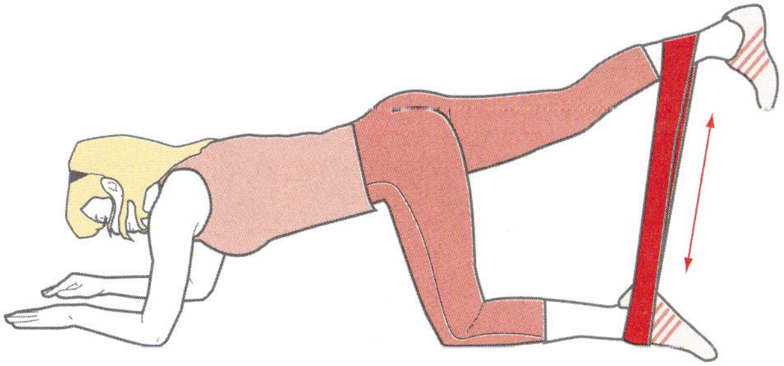

Übung 7

Ruderzug

Diese Übung kräftigt die Muskeln, die für die **Aufrichtung der Brustwirbelsäule** verantwortlich sind, und verbessert somit Ihre **Körperhaltung**.

Angesprochene Muskulatur: Bei der Zugbewegung werden die hinteren Schulter- und Schulterblattmuskeln gekräftigt. Hinzu kommen beim Anwinkeln der Ellbogen die Armbeugemuskeln.

Und so geht's: Fixieren Sie das Band etwa auf Schulterhöhe. Nehmen Sie eine stabile Position im Knien oder im Sitzen (etwa auf einem Hocker) ein. Bringen Sie das Band mit gestreckten Armen unter Spannung, indem Sie die Schulterblätter nach hinten in Richtung Wirbelsäule aktiv zusammenziehen.

Beugen Sie nun die Ellbogen und ziehen Sie so das Band in einer geradlinigen Bewegung zur Brust. Die Handrücken zeigen dabei nach außen. In der Endposition sollten sich die Ellbogen parallel zur Schulter oder etwas dahinter befinden. Beim Zurückführen die Ellbogen nicht ganz durchstrecken.

Achten Sie auf eine neutrale Schulterposition. Sie dürfen also nicht nach oben gezogen werden, da es ansonsten leicht zu Verspannungen im Schulter-Nacken-Bereich kommen kann.

Variante: Wenn Sie die Ellbogen seitlich anheben und das Band etwas breiter fassen, betonen Sie die Aktivität der zwischen Schulterblatt und Wirbelsäule gelegenen Muskeln.

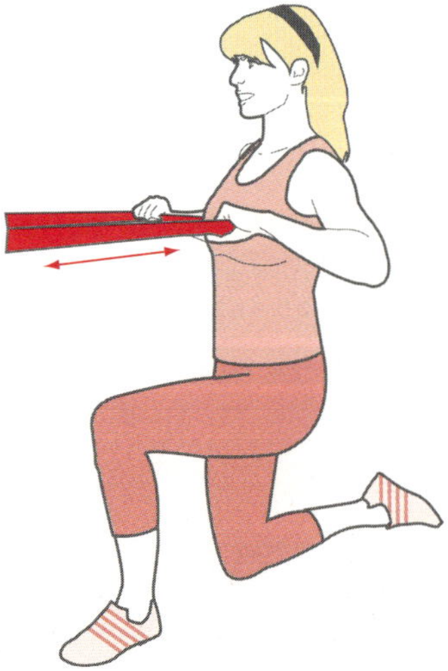

Push-ups

Sehr effektive Allroundübung, deren Schwierigkeitsgrad sich durch das Band gut anpassen und steigern lässt.

Angesprochene Muskulatur: Bei dieser Übung sprechen Sie vor allem die Brustmuskulatur und die Armstrecker an. Auch der gesamte Schultergürtel ist aktiviert.

Und so geht's: Stellen Sie sich mit einem Fuß mittig auf das Thera-Band und gehen Sie mit dem anderen Fuß nach vorne in die Kniebeuge. Fassen Sie das Band zu beiden Seiten symmetrisch mit stabilen Handgelenken etwa auf Schulterhöhe. Kippen Sie den Oberkörper dabei etwas nach vorn.

Führen Sie das Band in einer geradlinigen Bewegung nach vorn oben, wobei die Ellbogengelenke nicht ganz gestreckt werden. Halten Sie das Band auch beim Rückführen in die Ausgangsposition stets unter Spannung.

Die Bewegungsrichtung des Bandes sollte diagonal, ungefähr in Verlängerung des Oberkörpers, verlaufen. Das Band also nicht zu weit nach vorn oder zu steil aufwärts führen, da sonst ungünstige Belastungsbedingungen für die Gelenke entstehen können.

Variante: Um die Brustmuskulatur noch stärker zu betonen, können Sie das Band weiter fassen und dabei die Ellbogen in der Ausgangsposition seitlich etwas anheben.

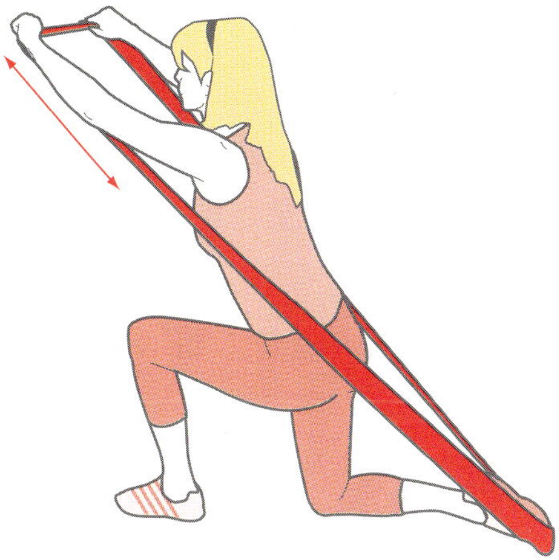

Zwischenübungen:
Die Zwischenübungen für den Thera-Band-Zirkel entsprechen denen des Fortgeschrittenen-Zirkels, die Sie auf Seite 80/81 finden.

Sicher und schonend: So geht's!

Typische Fehler – effektive Gegenmaßnahmen

Jetzt, da Sie die Übungen schon kennen und vielleicht auch schon erste Erfahrungen gesammelt haben, möchten wir Sie noch einmal ganz gezielt auf typische Fehlerquellen beim Training aufmerksam machen. Denn diese Fehler lassen sich leicht durch entsprechende Maßnahmen vermeiden.

Quasi als Selbsttest haben wir exemplarisch vier Übungen beziehungsweise Übungssituationen zusammengestellt. Bitte überprüfen Sie, ob Sie diese typischen Anforderungen im Griff haben oder ob Ihnen möglicherweise der eine oder andere Fehler unterläuft. Mit den gezielten Tipps können Sie diese(n) dann sicher recht schnell abstellen. Denn beim Training gilt generell der Grundsatz: Qualität vor Quantität. Am besten ist es, wenn sich erst gar keine Fehler einschleichen. Denn je besser Ihre Übungstechnik, desto größer ist der Trainingseffekt und umso geringer auch die Gefahr, sich falsch zu belasten.

1. Stabiler Stand

Bei allen Übungen im Stehen ist eine stabile, «geerdete» Standposition die absolute Grundvoraussetzung. Denn die Übungen sollen genau dort ankommen, wo ihr Zielgebiet ist, und keinesfalls zu unerwünschten Mit- oder gar Ausweichbewegungen führen. Lenken Sie also Ihre Aufmerksamkeit nicht nur auf die Bewegung als solche, sondern auch auf ihre «Umgebung» – in diesem Fall auf Rücken, Hüft- und Kniegelenke.

Und so geht's: Nehmen Sie eine schulterbreite Standposition ein, die Füße sind dabei leicht nach außen gedreht. Halten Sie die Knie in einer leichten Beugestellung (das bringt mehr Spannung in die Beinmuskeln), außerdem wird dadurch das Becken etwas stärker aufgerichtet, was wiederum eine bessere Kontrolle der Lendenwirbelsäule ermöglicht. Spannen Sie zusätzlich die Arme an, um die Muskelspannung auch auf den Schultergürtel und den Oberkörper zu übertragen.

In dieser Position haben Sie alles bestens unter (Muskel-)Kontrolle und lassen sich durch nichts aus dem Gleichgewicht bringen.

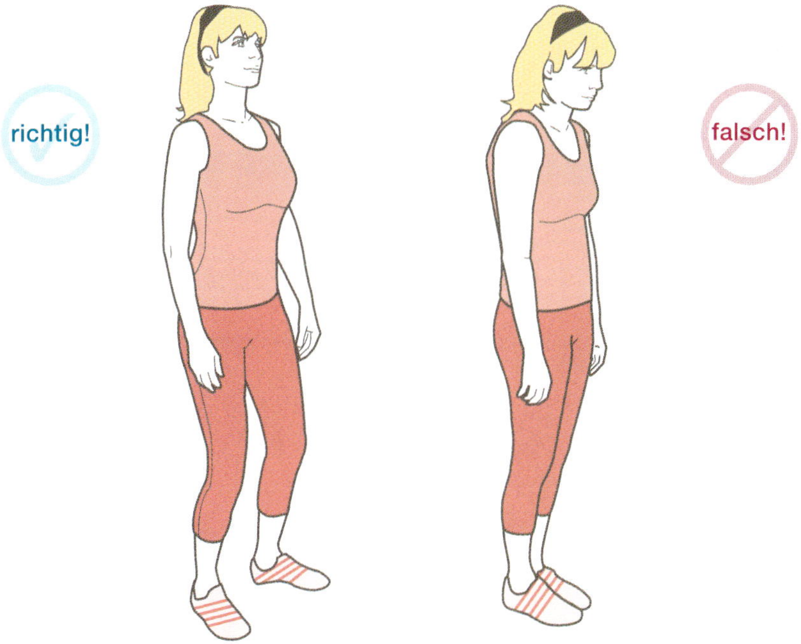

Übung 2

Entspannte Schultern

Bei allen Übungen, bei denen die Arme im Einsatz sind, besteht immer auch die Gefahr, im Schulter-Nacken-Bereich zu verkrampfen. Das gilt vor allem für Über-Kopf-Bewegungen, bei denen gerade diese Muskeln besonders gefordert sind. Deshalb sollen Sie besonders am Anfang bewusst auf eine entspannte Haltung in diesem Bereich achten.

Und so geht's: Der erste Schritt besteht darin, dass Sie sich während der Übungsausführung im Spiegel beobachten und kontrollieren. Versuchen Sie ganz bewusst, die Schultern in einer neutralen Position zu halten. Das bedeutet, dass sie nicht nach oben gezogen werden, nicht ausweichen und auch nicht verkrampft gehalten werden. Das gelingt recht gut, indem Sie eine Gegenspannung von den Schulterblättern her aufbauen. Dazu ziehen Sie, bevor Sie mit den Armbewegungen starten, die Schulterblätter nach innen-unten in Richtung Wirbelsäule.

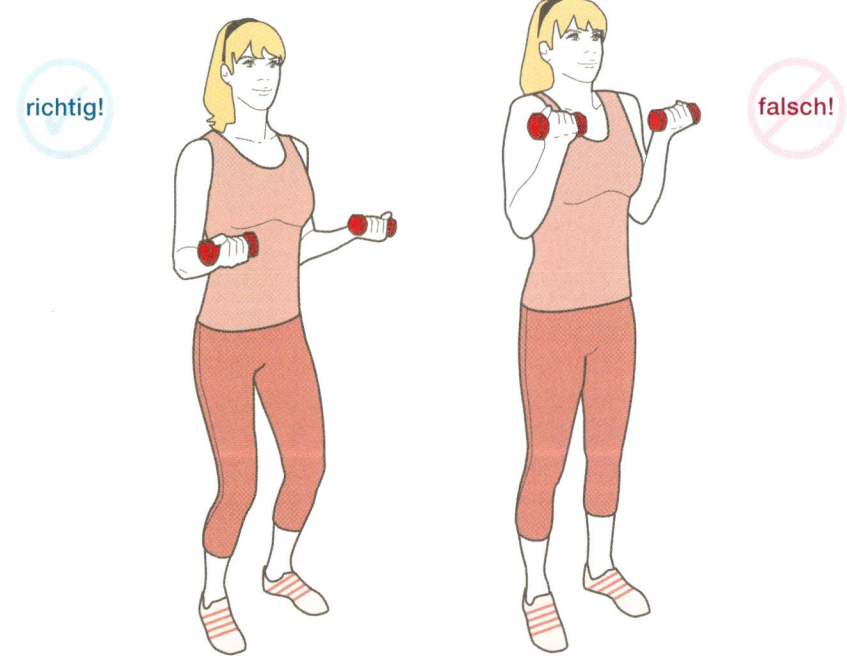

Natürliche Lendenlordose

Die Natur hat Ihre Wirbelsäule mit doppel-S-förmigen Schwingungen ausgestattet. Mit dieser sanften Kurvenform ist sie besonders leistungsfähig und kann die Belastungen am besten verarbeiten. Die natürliche Schwingung in der Lendenwirbelsäule (nach innen = konvex) nennt man Lordose. Versuchen Sie diese Lordosestellung auch beim Training aufrechtzuerhalten beziehungsweise aktiv zu unterstützen.

Und so geht's: Die richtige Position lässt sich besonders gut (vor einem Spiegel) im «Vierfüßlerstand» einstudieren und kontrollieren.

Verteilen Sie die Last des Körpers gleichmäßig auf alle viere. Halten Sie den Rücken waagerecht und beobachten Sie besonders den Bereich der Lendenwirbelsäule. Wenn sich eine harmonisch-leichte Schwingung zeigt, stimmt die Haltung.

Wenn die Schwingung übermäßig groß ausfällt, Sie also ins Hohlkreuz fallen, müssen Sie mit der Muskelspannung aktiv korrigieren. Das gelingt, indem Sie betont die Bauch- und Gesäßmuskeln anspannen, was automatisch zu einer Beckenaufrichtung und in deren Folge zu einer verminderten Krümmung in der Lendenwirbelsäule führt.

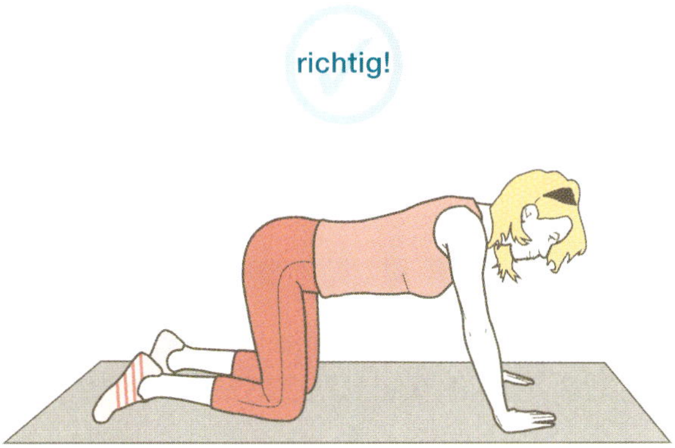

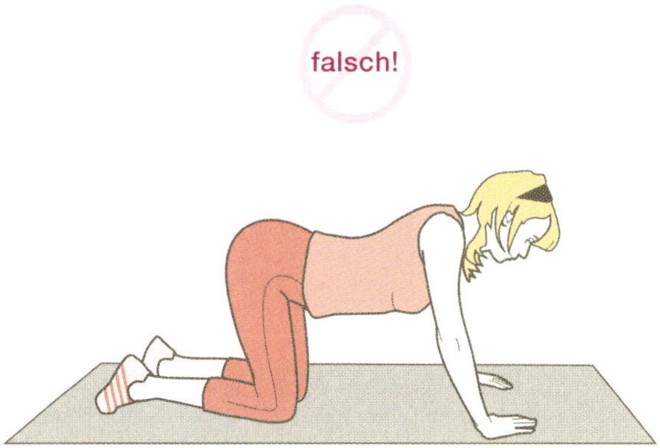

Übung 4

Stabile Gelenke

Die Ellbogen- und Kniegelenke lassen sich im Allgemeinen am besten kontrollieren und stabilisieren, wenn sie nicht vollständig gestreckt sind. Denn in gestreckter oder gar überstreckter Position können die Muskeln ihrer Haltefunktion nicht mehr optimal nachkommen, und die Belastung geht in die Gelenke. Aus diesem Grund sollten Sie immer auf eine gute Muskelsicherung achten, schwunghafte Bewegungen vermeiden und das Bewegungsausmaß vor dem Erreichen der gestreckten Gelenkposition beenden.

Und so geht's: Führen Sie die Bewegungen langsam und kontrolliert durch. Halten Sie die Muskelspannung stets aufrecht und achten Sie auf stabile Gelenke. In unserem Beispiel betrifft das zunächst die Handgelenke, die nicht abgeknickt, sondern in Verlängerung der Unterarme fixiert werden sollten. Die Streckbewegung der Arme wird dann nur so weit durchgeführt, dass die Ellbogen noch leicht gebeugt sind und damit ihre volle muskuläre Sicherung nutzen können.

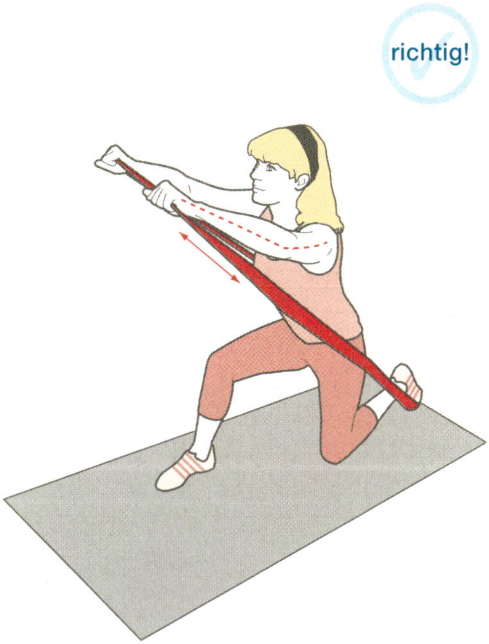

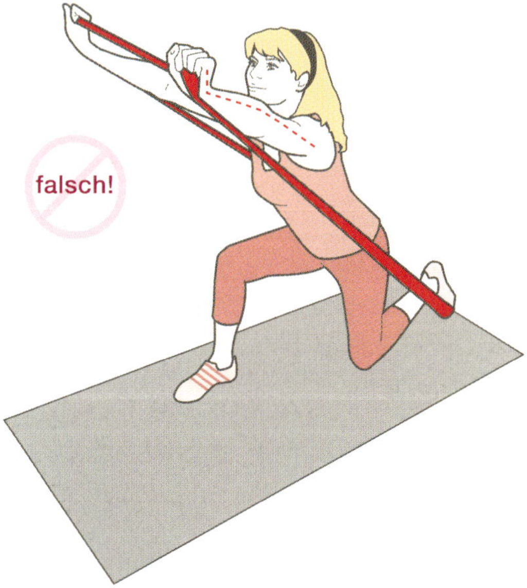

Gute Koordination – mehr Bewegungsqualität

Weitreichende Vorteile

Eine gute Koordination macht das Leben leichter und eröffnet neue Perspektiven – ganz so wie im normalen Leben! Denn wem es dort gelingt, seine vielfältigen häuslichen, privaten und beruflichen Aktivitäten und Verpflichtungen gut zu koordinieren und parallel dazu seine Energie ökonomisch einzusetzen, ist im Vorteil. Denn er oder sie wird, trotz hoher Anforderungen, bessere Resultate erzielen und dabei noch entspannt beziehungsweise «elegant» wirken.

So ungefähr kann man sich auch das Zusammenspiel von Muskeln, ihren Sensoren (= Messfühlern) und den Nervenbahnen vorstellen. Je besser dieses hochkomplexe System trainiert ist, desto leichter fallen die «normalen» Bewegungsaufgaben und desto geschmeidiger und eleganter wirken sie. Das heißt aber auch, dass es Menschen mit guter Koordination leichter fällt, sich mit neuen, schwierigeren Aufgaben auseinanderzusetzen und diese erfolgreich zu lösen, wie das beispielsweise beim Erlernen von neuen Sportarten der Fall ist.

Wer eine gut ausgebildete Koordination vorweisen kann, hat aber auch eine Reihe gesundheitlicher Vorteile: Wer seine Kräfte ökonomisch einsetzen kann, benötigt für Routine-Tätigkeiten weniger Energie. Sie können also quasi «einen Gang runterschalten» und schonen dabei den «Motor», das Herz-Kreislauf-System. Das lässt sich später daran ablesen, dass Sie anspruchsvolle körperliche Aktivitäten mit einer geringeren Pulsfrequenz – als Zeichen Ihrer verbesserten Bewegungskoordination – meistern.

Wenn die Muskeln gut untereinander abgestimmt funktionieren, bedeutet das aber auch, dass Sie aktiv vor Gelenküberlastungen geschützt sind und dass die Gefahr, sich durch Stolpern oder Umknicken zu verletzen, sinkt.

Nur eine Frage des Trainings

Diese Fähigkeiten lassen sich, genau wie Kraft, Ausdauer und Beweglichkeit, wirkungsvoll mit unseren Zirkeln trainieren. Dafür sorgen einerseits Kräftigungsübungen, die so zusammengestellt sind, dass viele Muskelgruppen im Einsatz sind und dabei «an einem Strang ziehen» müssen. Innerhalb der Zirkel steigt dabei – vom Einsteiger-, über den Fortgeschrittenen- bis hin zum Thera-Band-Zirkel – auch der Schwierigkeitsgrad, sodass Sie auch hier über die Zeit immer den passenden Schwierigkeitsgrad finden. Andererseits helfen Ihnen die Zwischenübungen weiter, bei denen Sie durch Übungen wie den V-Step oder andere leicht choreographierte Elemente in puncto Koordination trainiert werden.

Besonders wichtig ist in diesem Zusammenhang, das Gleichgewicht zu fördern. Wer eine gute Balance aufweisen kann, ist sehr viel weniger sturzanfällig, was vor allem mit fortschreitendem Alter und im Zusammenhang mit Osteoporose an Bedeutung gewinnt.

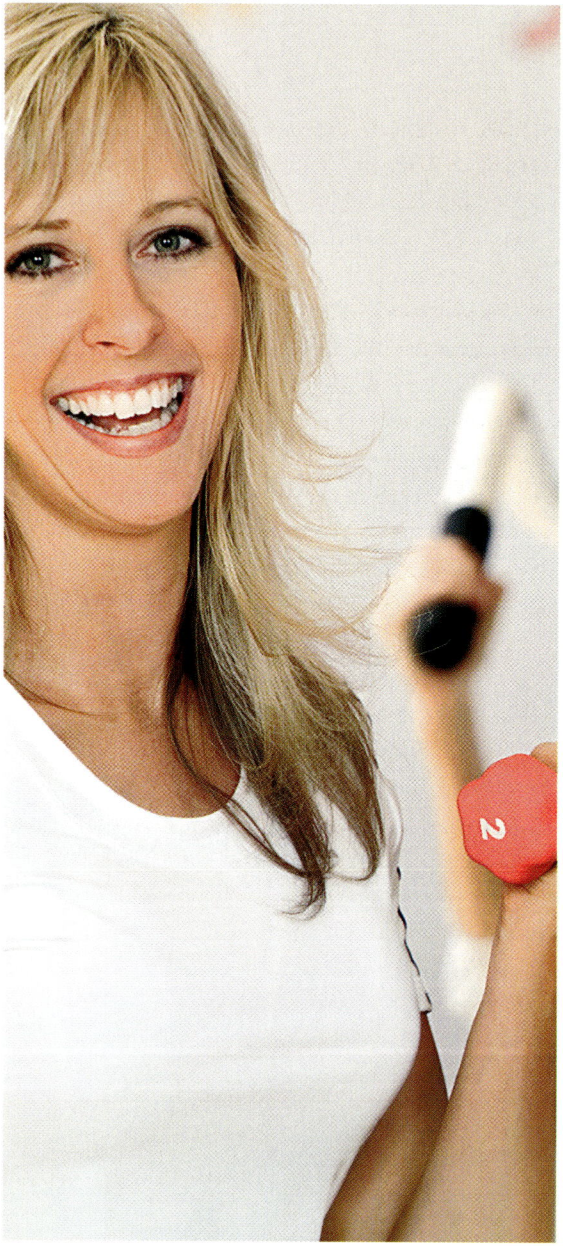

Wie gut ein gezieltes Training nach unserem Konzept funktionieren kann, belegt nicht zuletzt auch die Mrs.Sporty-Studie: Die Überprüfung der Koordination (Gleichgewicht und Stabilisationsfähigkeit) zeigte hier innerhalb von drei Monaten eine Verbesserung um 22,7 Prozent gegenüber der Ausgangsbewertung!

Gute Möglichkeiten zur Förderung der Koordination bieten zudem auch Sportarten und Freizeitaktivitäten mit einer anspruchsvollen Bewegungstechnik. Besonders gut geeignet sind beispielsweise alle musisch-tänzerischen Aktivitäten, die hohe Anforderungen an die Koordination stellen und sie entsprechend schulen.

Um ganz gezielt auch außerhalb der Zirkel die Koordination zu fördern, haben wir für Sie vier besonders effektive Übungen zusammengestellt, die Sie nach Belieben in den Alltag einbauen können.

Einbeinstand

Mit dieser Grundübung trainieren Sie wirkungsvoll die **Balance**. Auf Dauer erreichen Sie eine bessere Gelenkstabilität, reduzieren die Verletzungsgefahr (etwa durch Stürze) und fördern insgesamt die Körperkontrolle.

Und so geht's: Stellen Sie sich aufrecht hin und verlagern Sie das Körpergewicht auf ein Bein. Heben Sie das andere Bein etwas vom Boden an, wobei Sie den Körper für etwa 20 Sekunden möglichst stabil in einer Lotlinie über dem Standbein halten.

Wechseln Sie zur anderen Seite.

Variante: Wenn Sie diese Grundübung beherrschen, können Sie den Schwierigkeitsgrad erhöhen. Dafür kommen zum Einbeinstand andere Aktivitäten hinzu, wodurch sich die Anforderung an die Balance verstärken. So können Sie zum Beispiel das tägliche Zähneputzen auf einem Bein stehend erledigen und erzielen so ohne zusätzlichen Zeitaufwand einen wertvollen Trainingseffekt.

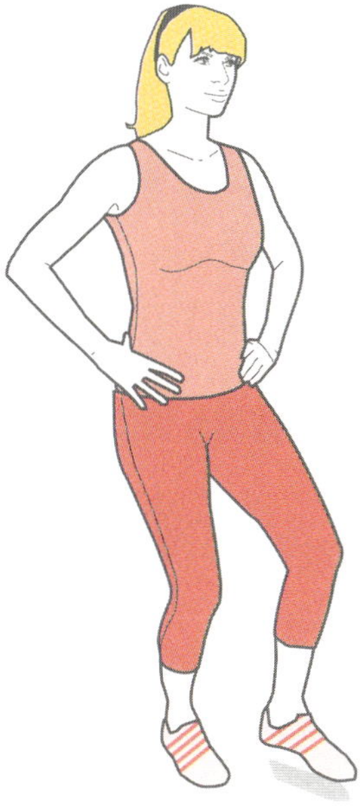

Übung 2

8er-Schwingen

Gegenüber dem klassischen Einbeinstand kommt es durch die großräumigen Schwungbewegungen des freien Beins zu einer zusätzlichen Anforderung an die Balance und die **Köperbeherrschung**.

Und so geht's: Stellen Sie sich stabil auf ein Bein. Schwingen Sie das andere Bein locker in Form einer liegenden Acht über dem Boden. Je präziser Sie dieses Bewegungsmuster umsetzen und je sicherer Sie dabei das Gleichgewicht halten, desto besser ist Ihre Koordination entwickelt.

Wechseln Sie zur anderen Seite.

Variante: Wechseln Sie die Bewegungsrichtung und/oder verändern Sie den Radius der Beinbewegung.

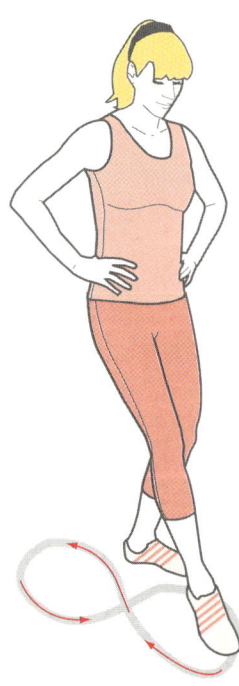

Diagonale Standwaage

Diese komplexe Übung fördert sowohl die **Balance** als auch das Zusammenspiel vieler Muskelgruppen, deren Aufgabe es ist, den Körper in einer Linie zu stabilisieren.

Und so geht's: Stellen Sie sich aufrecht hin und verlagern Sie das Körpergewicht auf ein Bein. Heben Sie das freie Bein gestreckt nach hinten an und strecken Sie den gegenüberliegenden Arm nach oben. Nun neigen Sie den Oberkörper etwas nach vorn, sodass Bein, Rumpf und angehobener Arm eine gerade, schräg nach oben verlaufende Linie bilden. Halten Sie den gesamten Körper dabei stabil.

Wechseln Sie zur anderen Seite.

Variante: Je weiter Sie die Linie von Bein, Rumpf und Arm in Richtung der Horizontalen neigen, desto schwieriger wird die Übung. Wenn Sie es noch etwas schwieriger möchten, können Sie die Bewegung erweitern. Dafür führen Sie Ellbogen und Knie unter dem Körper zusammen und strecken sie anschließend wieder.

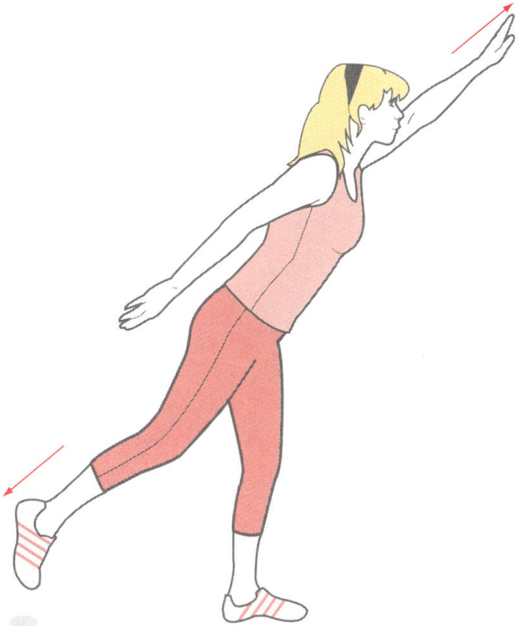

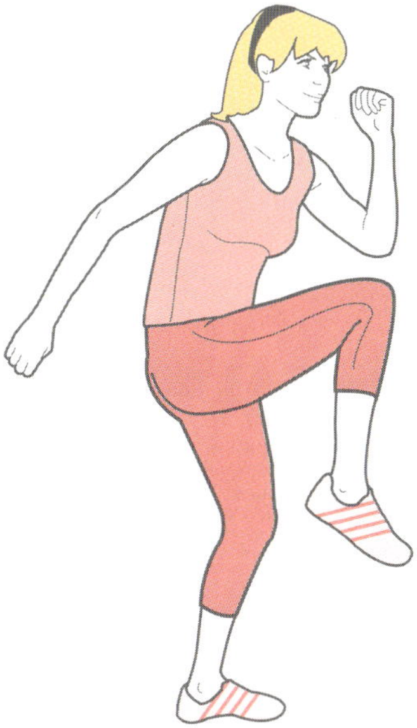

Übung 4

Gegengleiches Armschwingen

Bei dieser Übung führen beide Arme unabhängig voneinander gegenläufige Bewegungen durch. Dabei sind **Konzentration** und **Körperbeherrschung** gleichermaßen gefordert.

Und so geht's: Nehmen Sie eine stabile Ausgangsposition ein. Die Beine stehen dabei etwa hüftbreit und die Füße parallel. Nehmen Sie beide Arme über den Kopf nach oben. Lassen Sie zunächst einen Arm locker und entspannt in Vorwärtsrichtung neben dem Körper kreisen. Dann lassen Sie den anderen Arm allein in einer Rückwärtsbewegung kreisen.

Wenn die Teilbewegungen einzeln klappen, können Sie beide Elemente miteinander kombinieren und die Arme gegengleich schwingen. Dabei «treffen» sich beide Arme jeweils im höchsten Punkt über dem Kopf.

Variante: Wechseln Sie immer wieder die Richtung der Armbewegung. Sie können die Übung aber auch so variieren, dass Sie den Startpunkt der Bewegung ändern (etwa unten beginnen; die Arme «treffen» sich dann auch unten) oder das Timing variieren (also die Arme abwechselnd schneller und langsamer schwingen).

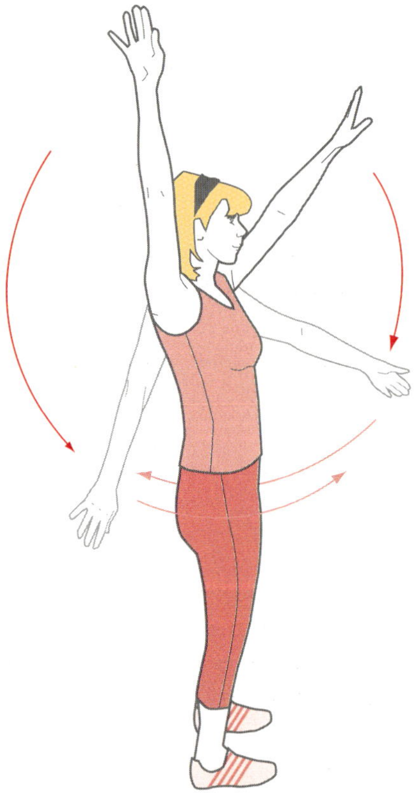

Dehnen – Basis für den Erfolg

Beweglich = mobil + frei

Wie beweglich Sie sind, hat nicht nur Einfluss auf Ihren Aktionsspielraum beim Sport, sondern auch im Alltag. Können Sie sich frei und geschmeidig bewegen? Oder fallen Ihnen gewisse Bewegungen schwer, sobald Sie sich etwas weiter beugen, bücken oder strecken müssen?

Die meisten Menschen sind in jungen Jahren recht gut dehnfähig, da dann die Muskeln noch elastisch sind. Wenn die Muskeln und Sehnen um den 40. Geburtstag herum beginnen, an Elastizität zu verlieren, kommt es meist zu den ersten Beweglichkeitseinbußen. Das heißt: Auch die Beweglichkeit will gepflegt werden, damit sie sich mit den Jahren nicht zurückentwickelt.

Erfreulicherweise gibt es spezielle Dehnübungen und -techniken, die dafür sorgen, dass Ihre Geschmeidigkeit und Gelenkigkeit erhalten bleibt und bei Bedarf sogar verbessert werden kann. Glücklicherweise ist der Aufwand dafür gering. Meist reichen bereits einige Minuten ab und zu aus, um eine gute Beweglichkeit zu sichern.

Unter einer guten Beweglichkeit verstehen wir eine normal entwickelte Gelenkigkeit, keineswegs eine übermäßige Biegsamkeit. Aus gesundheitlicher Sicht kommt es deshalb vor allem darauf an, den normalen Spielraum der Gelenke nutzen zu können. Und dafür reichen regelmäßige, sanfte Dehnübungen allemal aus.

Besonders wichtig werden die Dehnübungen, wenn bestimmte Körperbereiche einseitig beansprucht werden. Wer viel am Computer sitzt, hat die Probleme am eigenen Leib kennengelernt: Muskeln im Bereich der Hüfte, der Lendenwirbelsäule und des Nackens verspannen und schmerzen. Leichte Dehnübungen – in Verbindung mit Kräftigungsübungen für die Muskeln, die für eine aufrechte Haltung verantwortlich sind – helfen hier meist weiter. Die wichtigsten Dehnübungen für besonders relevante Muskelpartien finden Sie im Praxisteil (ab Seite 105).

Wann dehnen?

Zum *Erhalt der Beweglichkeit* reichen regelmäßige, leichte Dehnübungen aus, die Sie etwa jeden zweiten Tag einige Minuten durchführen sollten. Auch wenn Sie Sport treiben, sollten Dehnübungen in keiner Trainingseinheit fehlen. Also am besten vor und nach dem Zirkeltraining dehnen. Damit erreichen Sie, dass die Muskeln einerseits auf die Belastungen eingestimmt werden und andererseits nach der Beanspruchung wieder zur normalen Muskelspannung zurückkehren.

Wenn es darum geht, *Beweglichkeitsdefizite* zu beseitigen, dann sollten Sie am besten täglich, länger und intensiver dehnen. Häufig werden diese Beweglichkeitseinschränkungen im Fitness-Jargon als «Muskelverkürzungen» bezeichnet. Das ist eigentlich nicht korrekt, da die Muskeln nicht kürzer werden, sondern vielmehr an Dehnfähigkeit verlieren.

Wie gut die Kombination von Dehnübungen und Zirkeltraining funktioniert, hat sich auch im Rahmen der Mrs.Sporty-Studie 2007 gezeigt. Hier kam es bei den untersuchten Frauen innerhalb von drei Monaten zu einem deutlichen Beweglichkeitsgewinn, ohne dass hierfür ein großer Zeitaufwand erforderlich war. Die Übungen im Rahmen des Warm-up und Cool-down waren vollkommen ausreichend.

Wie dehnen?

In der Praxis haben sich *unterschiedliche Dehntechniken* bewährt. Beim *gehaltenen (= statischen) Dehnen* bewegen Sie sich langsam und kontrolliert in eine Position, in der Sie ein deutliches Dehngefühl, aber keinen (!) Schmerz spüren. Verharren Sie in dieser Position einige Sekunden und «horchen» Sie in den zu dehnenden Muskel hinein. Wenn Sie merken, dass der Dehnreiz nachlässt, können Sie die Dehnung vorsichtig steigern, bis das ursprüngliche Dehngefühl wieder einsetzt. Auf diese Weise arbeiten Sie sich «millimeterweise» in die Dehnung hinein und verbessern so langfristig Ihre Beweglichkeit. Diese Vorgehensweise erfordert ein gutes Körpergefühl – und genau das lässt sich durch ein konzentriertes Dehnen schulen. Der entscheidende Vorteil dieser statischen Dehntechnik liegt vor allem darin, dass Verletzungen beim Dehnen nahezu ausgeschlossen sind.

Beim *dynamischen Dehnen* wird der Muskel durch sanftes Wippen in die Dehnung gebracht. Das Wippen hat jedoch nichts mit «Zerrgymnastik» oder den zackigen Übungen aus Turnvater Jahns Zeiten gemeinsam. Denn auch hier muss die Dehnung kontrolliert und ohne Schwung erfolgen, damit der Muskel nicht bis an die Schmerzgrenze oder gar darüber hinaus belastet wird. Andernfalls kann sich der Muskel mit einer Schutzreaktion zusammenziehen, oder es kommt im schlimmsten Fall sogar zu Verletzungen. Die Vorteile des dynamischen Dehnens gegenüber den gehaltenen Übungen ergeben sich in erster Linie in Verbindung mit Sport. So verliert der Muskel durch das sanft federnde Dehnen vor dem Sport weniger an Grundspannung, die vor allem bei schnellen Bewegungen (beispielsweise bei Sprints) gefordert ist. Nach dem Sport ergeben sich ebenfalls etwas günstigere Bedingungen, da durch das dynamische Dehnen die Durchblutung weniger beeinträchtigt wird und damit die Regeneration schneller einsetzen kann.

Fazit: Dehnen muss sein!

Beim Dehnen ist es wie bei jeder anderen motorischen Fähigkeit auch. Wer sie pflegen möchte, benötigt spezifische Reize, sprich Dehnreize. Diese Reize können Sie mit speziellen Übungen setzen, die Sie sanft und ohne Schmerz durchführen und die nur wenige Minuten in Anspruch nehmen.

Und auch wenn die Bedeutung und die Art des Dehnens in letzter Zeit in der Fachpresse teilweise kontrovers diskutiert und im Zusammenhang mit manchen Sportarten wie etwa dem Laufen sogar gänzlich in Frage gestellt wird, gilt: Unter dem Strich besteht kein Zweifel, dass Dehnen aus gesundheitlicher Sicht sinnvoll ist. Und nur darum sollte es in Sachen Fitness gehen!

Die Beinrückseite dehnen

Nur wenn die Beinrückseite gut dehnbar ist, sind geschmeidige Bewegungen im Alltag, in der Freizeit und beim Sport möglich.

Angesprochene Muskulatur: Beim Anheben des gestreckten Beins dehnen Sie alle an der Beinrückseite gelegenen Muskeln.

Und so geht's: Legen Sie sich auf den Rücken und umfassen Sie den Oberschenkel eines Beins. Führen Sie das Bein mit leicht gebeugtem Kniegelenk nach oben, bis Sie eine erste Dehnung in der Beinrückseite spüren. Die Fußspitze ist dabei leicht angezogen.

Um die Beinrückseite noch weiter zu dehnen, strecken Sie langsam das Kniegelenk.

Wechseln Sie die Seite.

Achten Sie darauf, dass das andere Bein auf dem Boden liegen bleibt und sich bei der Dehnung nicht mitbewegt. Ansonsten ist die Hüftbeugemuskulatur nicht ausreichend dehnfähig. In diesem Fall sollten Sie auch Ihre Hüftbeugemuskulatur dehnen (Übung dazu siehe Seite 108).

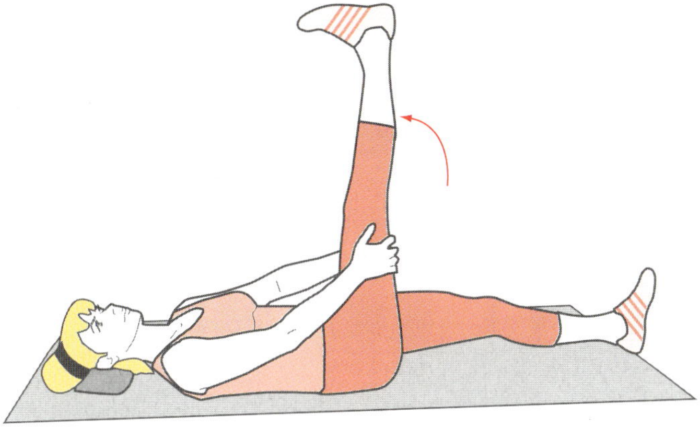

Übung 2

Die vordere Oberschenkelseite dehnen

Die Muskeln im vorderen Oberschenkelbereich sind im Alltag und in der Freizeit gefordert. Regelmäßige Dehnübungen sorgen auch hier – zusammen mit eine gezielten Kräftigung – für harmonische Bedingungen.

Angesprochene Muskulatur: Gedehnt wird der für Kniestreckung verantwortliche Quadriceps, insbesondere sein zweigelenkiger Anteil (Rectus femoris), der sowohl über das Knie- als auch das Hüftgelenk zieht.

Und so geht's: Nehmen Sie einen aufrechten, stabilen Stand ein. Verschaffen Sie sich bei Bedarf seitlichen Halt.

Winkeln Sie das Bein nach hinten an und ziehen Sie den Fuß mit der Ferse voran an den Po. Möchten Sie die Dehnung noch etwas steigern, ziehen Sie das Knie weiter nach hinten. Das zu dehnende Bein bleibt dabei stets parallel zum Standbein.

Wechseln Sie die Seite.

Achten Sie darauf, dass das Becken nicht ausweicht und kein Hohlkreuz entsteht. Spannen Sie zur Stabilisierung des Beckens die Bauch- und Gesäßmuskulatur an. Auch wichtig: Das zu dehnende Bein nicht seitlich abspreizen!

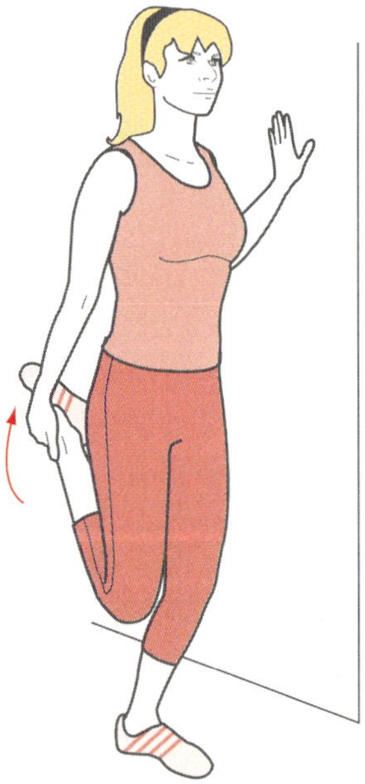

Die Waden dehnen

Die Wadenmuskeln werden im Alltag und in der Freizeit besonders stark gefordert. Dehnübungen sorgen für einen wohltuenden Ausgleich und schützen die Achillessehne vor Überlastungen.

Angesprochene Muskulatur: Sie dehnen beim Zurückführen des gestreckten Beines den zweigelenkigen Anteil der Wadenmuskulatur, der sowohl über das Sprunggelenk als auch das Kniegelenk zieht.

Und so geht's: Machen Sie einen weiten Ausfallschritt, beide Füße zeigen parallel nach vorn. Richten Sie Ihren Oberkörper auf und neigen Sie ihn nach und nach behutsam nach vorn. Dabei stützen Sie das Körpergewicht mit den Händen an einer Wand ab.

Wenn Sie die Dehnung noch etwas verstärken möchten, schieben Sie die Ferse des hinteren Beins vorsichtig etwas nach hinten.

Wechseln Sie die Seite.

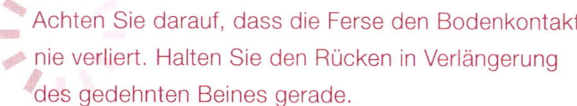

Achten Sie darauf, dass die Ferse den Bodenkontakt nie verliert. Halten Sie den Rücken in Verlängerung des gedehnten Beines gerade.

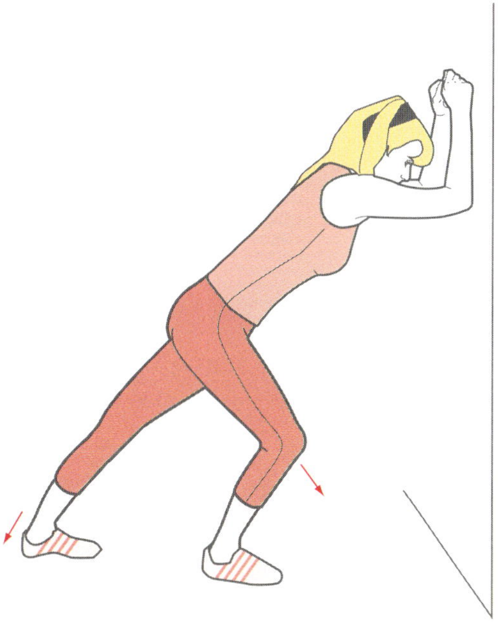

Übung 4

Die Hüftbeuger dehnen

Ist die Hüftbeugemuskulatur nur unzureichend dehnfähig, begünstigt das Probleme im Bereich der Lendenwirbelsäule. Mit dieser Dehnübung reduzieren Sie die Grundspannung dieser Muskelgruppe und entlasten so die Bandscheiben.

Angesprochene Muskulatur: Sie dehnen die Hüftbeugemuskeln, die von der Lendenwirbelsäule kommend am Oberschenkel ansetzen.

Und so geht's: Machen Sie einen weiten Ausfallschritt. Stützen Sie den Oberkörper mit den Händen neben dem gebeugten vorderen Bein ab. Der Rücken wird dabei nicht (!) aufgerichtet, sondern ruht entspannt über den stützenden Händen.

Senken Sie zur Verstärkung der Dehnung das Becken behutsam weiter in Richtung Boden.

Wechseln Sie die Seite.

Mit der Länge das Ausfallschrittes können Sie die Intensität dieser Dehnübung regulieren: Je länger der Ausfallschritt, umso intensiver die Dehnung. Diese Übung lässt sich übrigens sehr effektiv mit der Dehnung der vorderen Oberschenkelmuskulatur kombinieren (siehe dazu Seite 106).

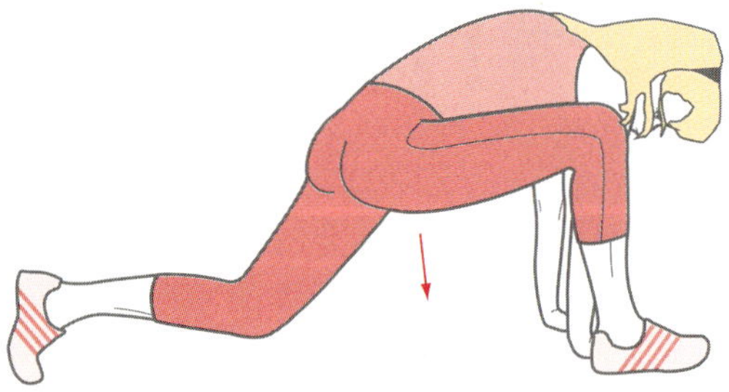

Die obere Bauchmuskulatur dehnen

Langes Sitzen führt auf Dauer zu einer Rundung des Rückens. Daher ist es sinnvoll, mit speziellen Dehnübungen einen Ausgleich zu schaffen und damit die Aufrichtung des Brustkorbes zu unterstützen.

Angesprochene Muskulatur: Gedehnt wird der obere Teil der Bauchmuskulatur. Gleichzeitig erreichen Sie eine sanfte Mobilisierung im Bereich der Brustwirbelsäule.

Und so geht's: Legen Sie sich mit angewinkelten Beinen entspannt auf den Rücken. Unterlagern Sie Ihren Rücken mit einem zusammengerollten Handtuch oder einer kleinen Gymnastikrolle. Die Rolle muss dabei so platziert werden, dass Ihr oberer Bauchmuskelbereich sanft gedehnt wird und sich eine harmonische Rundung im Bereich der Brustwirbelsäule zeigt.

Achten Sie darauf, dass zu es keiner übermäßigen Krümmung in der Lendenwirbelsäule kommt, sie also nicht ins Hohlkreuz gehen. Andernfalls sollten Sie Rolle höher positionieren oder deren Radius etwas verkleinern.

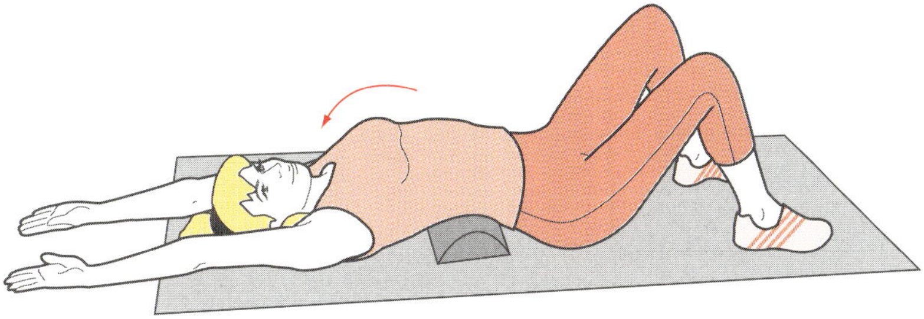

Übung 6

Den Rückenstrecker dehnen

Eine gut trainierte Rückenmuskulatur ist sowohl kräftig als auch gut dehnfähig. Daher gehören spezielle Dehnübungen für diesen Bereich in jedes Fitness-Programm.

Angesprochene Muskulatur: Durch die Rundung des Rückens wird der Rückenstrecker gedehnt, insbesondere seine Anteile im Bereich der Lendenwirbelsäule.

Und so geht's: Setzen Sie sich im Fersensitz auf den Boden und legen Sie den Oberkörper vor sich auf dem Boden ab.

Um die Dehnung zu verstärken, nehmen Sie die gestreckten Arme mit nach vorn. Drücken Sie nun den unteren Rücken nach oben, indem Sie die Bauchmuskeln ganz bewusst einsetzen («Katzenbuckel»). Je mehr Sie die Rundung des Rückens betonen, umso mehr dehnen Sie die verspannungsanfälligen Rückenmuskeln.

Achten Sie darauf, dass der Po den Kontakt mit den Fersen nicht verliert. Der Kopf ruht zwischen den Oberarmen, die Blickrichtung geht nach unten-hinten in Richtung Knie.

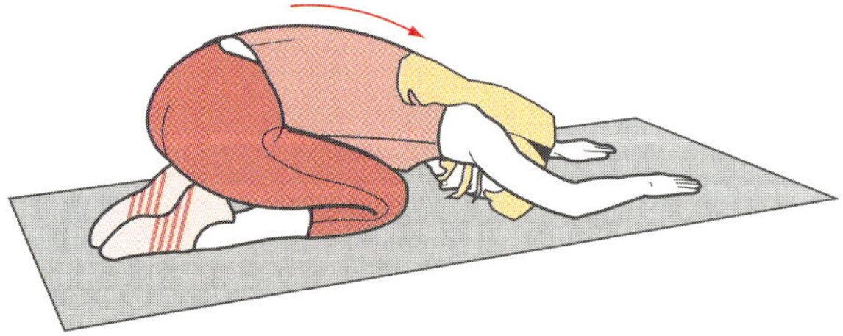

Die Brustmuskulatur dehnen

Eine gut dehnfähige Brustmuskulatur unterstützt die Aufrichtung des Brustkorbs und fördert damit eine aufrechte, attraktive Körperhaltung.

Angesprochene Muskulatur: Gedehnt wird der zwischen dem Schultergelenk und den oberen Rippen gelegene große Brustmuskel.

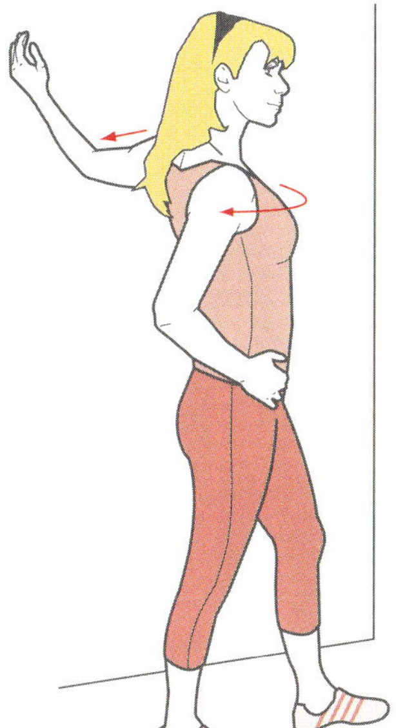

Und so geht's: Stellen Sie sich seitlich neben eine Wand. Platzieren Sie den leicht gebeugten Arm über Kopfhöhe so an der Wand, dass die Handfläche nach oben zeigt.

Drehen Sie nun den Oberkörper von der Wand weg, bis Sie eine deutliche Dehnung in der Brustmuskulatur spüren.

Achten Sie darauf, dass der Schulter-Nacken-Bereich in einer neutralen Position und damit entspannt bleibt (die Schultern also nicht anheben). Die Blickrichtung zeigt während der ganzen Übung nach vorn.

Wechseln Sie die Seite.

Variante: Sie können die Dehnung unterstützen, indem Sie mit dem inneren Bein eine kleine Schrittstellung nach vorn einnehmen. Zur Dehnung nehmen Sie dann zusätzlich das Becken etwas nach vorn, ohne dabei ins Hohlkreuz auszuweichen.

Übung 8

Die Schulter-Nacken-Muskeln dehnen

Die Muskeln im Schulter-Nacken-Bereich sind besonders anfällig für Verspannungen. Mit regelmäßigen Dehnübungen lassen Sie es erst gar nicht so weit kommen.

Angesprochene Muskulatur: Sie dehnen mit dieser Übung die seitlich am Hals und im Nackenbereich gelegenen Muskelpartien.

Und so geht's: Nehmen Sie eine aufrechte Position im Stehen oder im Sitzen (etwa am Arbeitsplatz) ein. Greifen Sie mit dem einen Arm über den Kopf; der andere Arm befindet sich gestreckt seitlich neben dem Körper.

Ziehen Sie behutsam den Kopf in einer dosierten Bewegung in Richtung Schulter, bis Sie die Dehnung spüren.

Wechseln Sie die Seite.

Dehnen Sie bewusst vorsichtig – am besten «tasten» Sie sich in die Dehnung hinein. Die Blickrichtung zeigt stets nach vorn.

Variante: Wer die Dehnung noch etwas verstärken möchte, schiebt den anderen Arm mit der Handfläche voran in Richtung Boden.

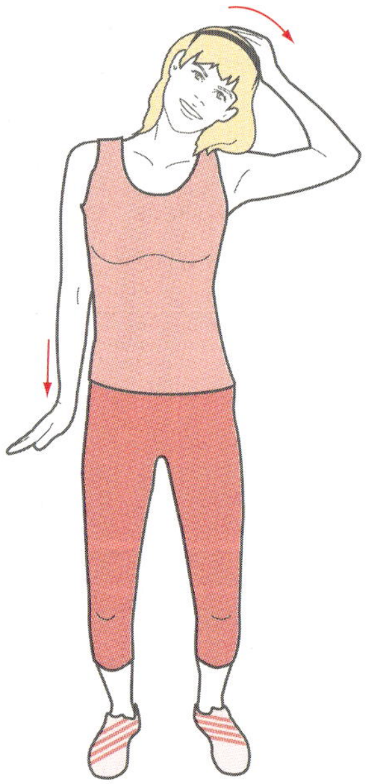

Warm-up und Cool-down

Sanfter Einstieg, harmonischer Ausklang

Wie auch immer Ihr Training aussehen wird – bitte nehmen Sie sich etwas Zeit für ein konsequentes *Warm-up* und ein abschließendes *Cool-down.* Denn der Körper braucht eine gewisse Zeit, um sich auf die Belastungen einzustellen und anschließend wieder von der Belastung auf Erholung umzuschalten. Ab einem Alter von etwa 40 Jahren gewinnen diese Aspekte sogar noch an Bedeutung, da der Körper mit zunehmendem Alter länger zum Umschalten braucht und sich langsamer der jeweiligen Situation anpasst.

Von 0 auf 100 – nein danke!

Geben Sie Vollgas bei kaltem Motor? Sicherlich nicht, Sie gönnen Ihrem Auto eine angemessene Aufwärmzeit. Diese Selbstverständlichkeit sollte auch für Ihren Organismus gelten. Ihr «Motor» – das Herz-Kreislauf-System und der Stoffwechsel – benötigt einige Minuten Anlaufzeit, um sich auf höhere Belastungen einstellen zu können. Dasselbe gilt für das «Fahrgestell», in Ihrem Fall Muskeln, Sehnen, Bänder und Gelenke. Starten Sie deshalb jede Trainingseinheit mit einem gezielten Aufwärmprogramm. Natürlich investieren Sie dafür Zeit, doch die lohnt sich gleich doppelt: Sie reduzieren nämlich nicht nur die Gefahr, sich zu überfordern beziehungsweise zu verletzen, sondern verbessern auch noch den Trainingseffekt.

Nach Abschluss des Zirkels sollten Sie auch nie abrupt «aussteigen», sondern sich eher langsam aus dem Training «schleichen». Während einer abschließenden Abkühlphase kann der Körper besser regenerieren. Außerdem erleichtern Sie den inneren Vorgang der psycho-vegetativen Umstellung: Ihr Organismus schaltet schneller von Belastung auf Entspannung und Erholung um. So finden Sie zu einer wohligen, entspannten Müdigkeit, anstatt sich nach dem Training unruhig und vielleicht sogar gestresst zu fühlen.

Mit diesem Konzept spannen Sie beim Training einen harmonischen Belastungsbogen, der mit dem Warm-up beginnt, im Zirkeltraining seinen Lauf nimmt und mit dem Cool-down endet.

Dieses Prinzip wird umso wichtiger, wenn Sie die 40 überschritten haben. Denn der Körper ragiert nun zunehmend sensibel und verletzungsanfällig und profitiert beim Training ganz besonders von einer konsequenten Vor- und Nachbereitung.

Übung 1

Recken und strecken

Machen Sie es wie die Katzen: Recken und strecken Sie sich genüsslich. Diese natürlichen Bewegungen sind wohltuend für den ganzen Körper, lockern die Gelenke, dehnen die Muskeln und eignen sich daher vorzüglich für den Trainingseinstieg und -ausklang.

Und so geht's: Stellen Sie sich stabil hin und greifen Sie wechselseitig links und rechts «nach den Sternen». Dazwischen können Sie sich immer mal wieder – als eine Art «Gegenprogramm» – locker hängen lassen. Sie können das Recken und Strecken noch steigern, indem Sie sich auf die Zehenspitzen hochdrücken, wenn Sie nach oben greifen.

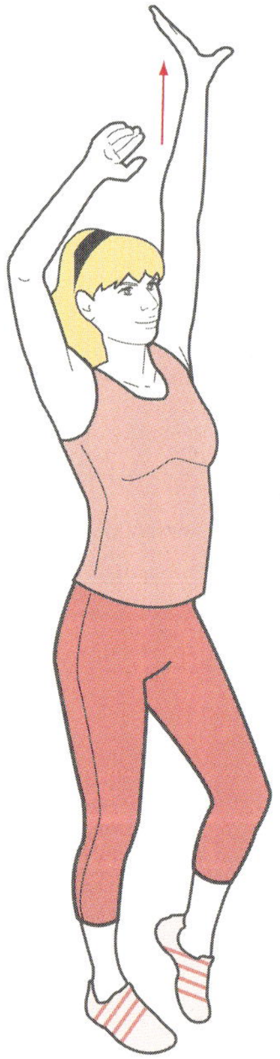

Hüftkreisen

Mit dem altbekannten und bewährten Hüftkreisen mobilisieren Sie sanft Ihren Rücken und die großen Gelenke. Dabei bewegen Sie Ihre Körpermitte kreisförmig, wobei sich die Bewegung nach oben über das Becken in die Wirbelsäule und nach unten in die Hüft- und Kniegelenke überträgt.

Und so geht's: Nehmen Sie im schulterbreiten Stand die Hände seitlich an die Hüften. Beginnen Sie, mit der Hüfte unterschiedlich große Kreise «zu malen». Halten Sie dabei den Schultergürtel möglichst ruhig.

Variante: Anstelle von Kreisen können Sie auch andere Formen wie etwa eine liegende Acht mit der Hüfte «malen».

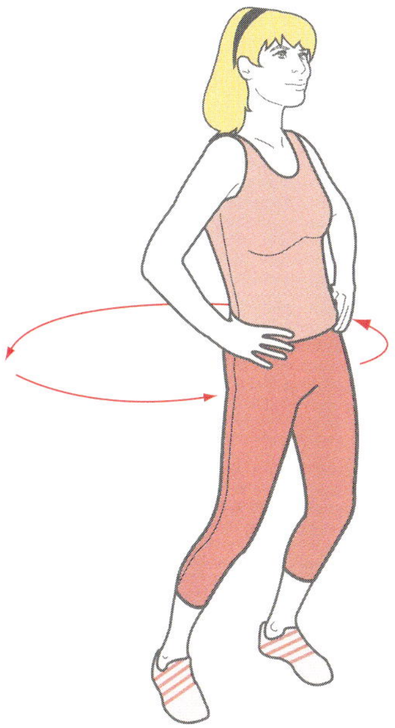

Übung 3

Tief ein- und ausatmen

Eine Minute sollten Sie auch in Ihre Atmung investieren, die Sie durch bestimmte Körperhaltungen positiv beeinflussen können. Die folgende Übung etwa unterstützt eine vertiefte Ein- und Ausatmung, was sowohl vor als auch nach dem Training hilfreich ist.

Und so geht's: Nehmen Sie einen stabilen Stand ein und nehmen Sie mit der Einatmung die Arme nach hinten-oben. Dabei weitet sich automatisch der Brustkorb, und Sie können besonders viel Sauerstoff in Ihre Lungen einatmen. Beim Ausatmen geben Sie der Schwerkraft nach und lassen sich locker nach vorn «zusammenfallen».

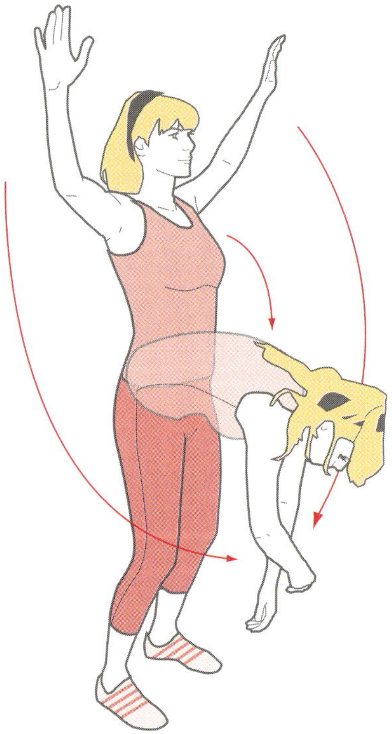

Arme und Beine ausschütteln

Damit lassen sich Warm-up und Cool-down optimal abschließen. Das Ziel besteht darin, die Muskeln zu lockern, um Sie geschmeidig und leistungsfähig zu erhalten.

Und so geht's: Machen Sie den Oberkörper bewusst locker, indem Sie Schultern und Arme hängen lassen. Schütteln Sie dann die Arme – gemeinsam oder wechselseitig nacheinander – kräftig aus. Verlagern Sie das Gewicht auf ein Bein und schütteln Sie zusätzlich das freie Bein aus. Immer wieder die Seiten wechseln.

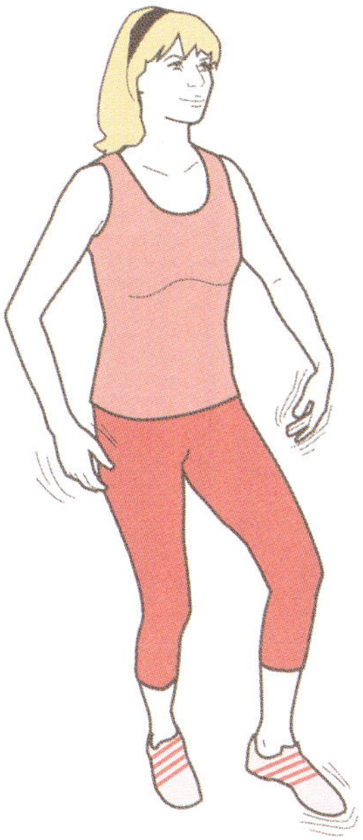

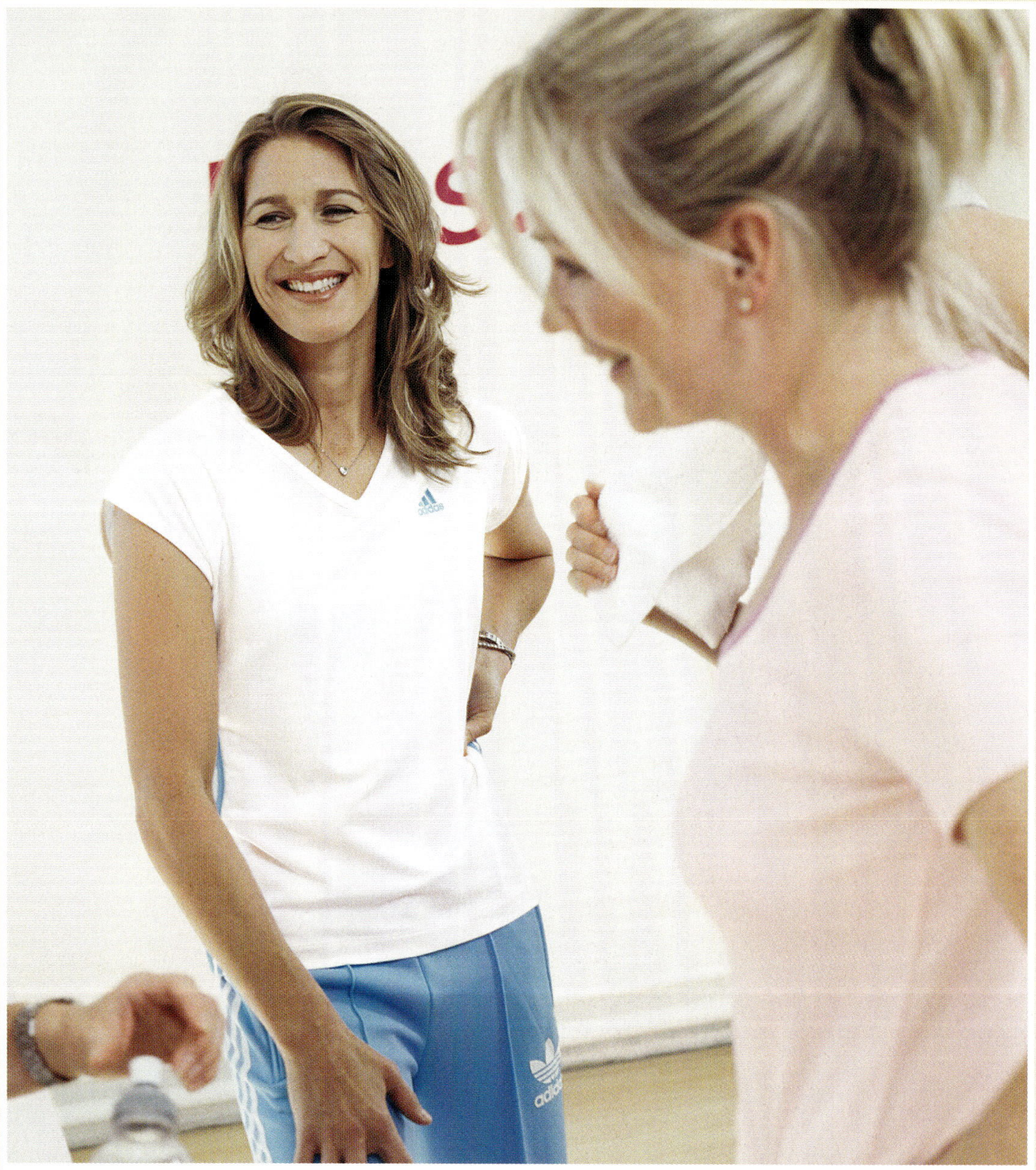

Willkommen im Club

Zirkeltraining bei Mrs.Sporty

Persönlich und effektiv

Mrs.Sporty – Training mit Atmosphäre und persönlicher Betreuung

Nun geht es darum, Ihnen zu zeigen, wie ein Training in den Mrs.Sporty-Clubs – also unter professionellen Bedingungen – abläuft. Schließlich ist es dieses Trainingskonzept, das für unser Heim-Zirkeltraining Pate stand.

Sie haben schon vom Mrs.Sporty-Konzept gehört beziehungsweise schon einmal in ein Training dort hineingeschnuppert? Dann ist dieses Kapitel speziell für Sie gedacht. Denn wahrscheinlich sind Sie neugierig geworden und würden gern noch mehr dazu erfahren.

Das Grundprinzip des Zirkeltrainings, das auch die Basis in den Sportclubs darstellt, haben wir Ihnen mit seinen vielen Vorteilen bereits ausführlich beschrieben. Doch das Training im Club leistet noch mehr: Da sind zum einen die Geräte, die dort zum Einsatz kommen, und zum anderen die persönliche und fachgerechte Betreuung durch das Personal. Nicht zu vergessen das Feeling, das es nur beim Training in der (Klein-) Gruppe gibt.

«In großen Fitness-Clubs hatte ich selbst schon oft das Gefühl, mich nicht zurechtzufinden, nicht so richtig zu wissen, wie man die Geräte überhaupt nutzen soll – obwohl ich damit ja eigentlich groß geworden bin. Dabei kann man gerade beim Fitness-Training so viele Fehler machen.» STEFANIE GRAF

Überschaubar und angenehm

Wenn Sie zum ersten Mal einen Mrs.Sporty-Club betreten, werden Sie positiv überrascht sein: Hier gibt es keine martialisch anmutenden Kraftmaschinen, die Angst machen. Sie finden stattdessen zierliche Geräte, die in Kreisform angeordnet in einem Raum mit angenehmer Atmosphäre stehen. Überhaupt erinnert wenig an das traditionelle Erscheinungsbild eines Fitness-Studios. Alles ist kleiner, persönlicher, kommunikativer und letztlich auch entspannter.

Wie bei unseren Trainingszirkeln für zu Hause sind die Übungen mit Zwischenübungen gespickt, die mit dem eigenen Körpergewicht arbeiten und ganz bewusst einen Kontrast zum traditionellen Krafttraining darstellen. Hier lockern Sie die Muskeln, erholen sich aktiv oder bringen andere Trainingsaspekte, wie zum Beispiel ein Koordinations- und Stabilisationstraining, ins Spiel.

Sanfter, angepasster Widerstand durch hydraulische Geräte

In den Sportclubs kommen spezielle Geräte zum Einsatz, die sich sowohl optisch als auch in ihrer Funktion ganz deutlich von den Kraftmaschinen, wie man sie aus traditionellen Fitness-Studios kennt, unterscheiden. Ein wesentlicher Unterschied besteht im Widerstand, der durch kleine Hydraulikzylinder erzeugt wird. Der Clou dabei ist, dass die Geräte Ihnen beim Training genau so viel Widerstand entgegensetzen, wie Ihre Muskulatur gerade erzeugen kann. Die Geräte passen sich also Ihren Fähigkeiten an, nicht umgekehrt. Das garantiert Ihnen einerseits einen optimalen Trainingseffekt und schützt Sie andererseits vor Überlastungen.

Die Voreinstellung des Gerätewiderstandes wird ganz einfach am Regler der Hydraulikzylinder vorgenommen – doch dabei steht Ihnen das Fachpersonal zur Seite. Sie brauchen sich also nicht darum zu kümmern, wie viel Gewicht Sie auflegen müssen, wie Sie die Geräte entsprechend Ihrem Leistungsniveau einstellen, sondern können sich aufs Wesentliche, Ihr Training, konzentrieren.

Ein Gerät – doppelter Muskeleinsatz

Doch der angepasste Widerstand ist nur ein Pluspunkt der hydraulischen Geräte. Der andere besteht darin, dass der Widerstand in beide Richtungen («bi-direktional») wirkt. Dadurch können an ein und demselben Gerät in einem Durchgang gleichzeitig zwei unterschiedliche Muskelbereiche und -funktionen trainiert werden. Im Fachjargon bezeichnet man diese Besonderheit als «antagonistisches Prinzip»: In einem Set werden «Spieler» und «Gegenspieler» gekräftigt.

Das heißt, dass Sie – im Gegensatz zu konventionellen Kraftmaschinen – hier in einer Übung beispielsweise die Beuge- und Streckmuskeln trainieren, wofür Sie normalerweise zwei Geräte benötigen. Das spart nicht nur Zeit, sondern kommt auch dem Grundgedanken des Zirkeltrainings zugute. Ein Beispiel zur Verdeutlichung: Wenn Sie zum Beispiel den Arm im Ellenbogengelenk beugen, sind die vorderen Oberarmmuskeln in Aktion, während die hinteren entspannt sind. Wenn Sie anschließend den Ellenbogen strecken, sind die hinteren Oberarmmuskeln im Einsatz, während die vorderen Pause haben. Auf diese Weise entsteht ein ständiger Wechsel von Anspannung und

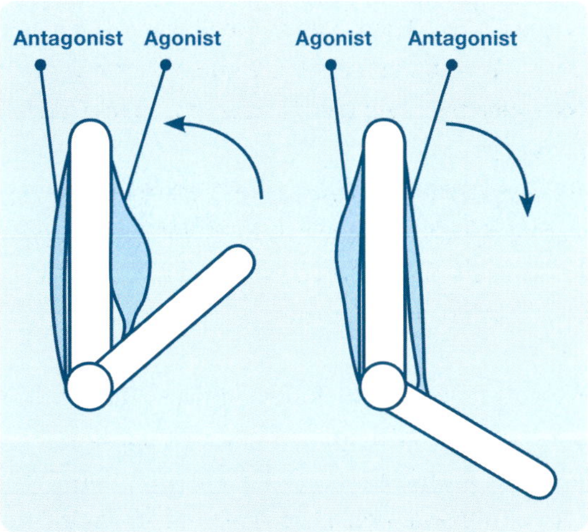

Wirkungsweise des antagonistischen Prinzips beim Training an hydraulischen Geräten in Mrs.Sporty-Clubs

Entspannung, der die Muskeln nicht so schnell ermüden lässt und das Training angenehmer und ökonomischer macht.

Zwischenübungen

Wie bei den Programmen für zu Hause wird das Trainingsprogramm auch in den Mrs.Sporty-Clubs durch die Zwischenübungen abgerundet. Und auch hier können Sie persönliche Akzente setzen. In den Sportclubs werden bevorzugt Kleingeräte wie zum Beispiel Steps, Plates (Schwingböden), Discs (Wackelbretter) oder Schwingstäbe eingesetzt. Je nach Trainingsziel und Leistungsstand können Sie hier mit Unterstützung der Trainerin die für Sie optimale Zwischenübung auswählen und erlernen.

Der Kreis schließt sich beim Training

Abgerundet wird das Training auch hier durch ein kurzes Warm-up und ein obligatorisches Cool-down, genau wie wir das für unseren Heim-Zirkel empfehlen.

Wie Sie sehen, ist das auf den ersten Blick einfache System wohldurchdacht und sorgfältig ausgeklügelt. Ein Rädchen greift ins nächste – nur so können die tollen Trainingseffekte zustande kommen.

In den Mrs.Sporty-Clubs sind die Kräftigungsgeräte grundsätzlich im Kreis angeordnet, wodurch die optimale Abfolge der Übungen vorgegeben ist. Dabei werden abwechselnd unterschiedliche Muskelgruppen trainiert, sodass die eben trainierten Muskeln am nächsten Gerät Pause haben und sich erholen können. Auch die Übungspositionen ändern sich mehrfach. So trainieren Sie teils im Sitzen, teils im Stehen. Durch diese permanenten Wechsel bleiben Sie stets in Bewegung, und Langeweile kommt erst gar nicht auf.

Betreuung im Mittelpunkt

Und dann ist da noch das Trainerinnenteam, das von der Mitte des Kreises aus alles im Blick hat, die Bewegungen anleitet, motiviert und bei Bedarf korrigiert.

Die Erfahrungen haben gezeigt, dass dieser unmittelbare, kontinuierliche Kontakt zur Trainerin ein ganz wesentlicher Erfolgsfaktor des Mrs.Sporty-Konzepts ist. Niemand trainiert auf sich allein gestellt, sondern hält jederzeit die

GUT ZU WISSEN:

Vergleich: Mrs.Sporty-Zirkeltraining

im Sportclub	zu Hause/unterwegs
30 Minuten	
2- bis 3-mal wöchentlich	
Schwerpunkt: Kombination aus Ausdauer- und Kräftigungstraining	
Hydraulische Geräte	Eigenes Körpergewicht, Kleingeräte
Zwischenübungen mit Kleingeräten	Zwischenübungen ohne Geräte
Förderung der Koordination und Beweglichkeit	
Warm-up und Cool-down	
Individuelle Betreuung, Gruppenatmosphäre	Eigenkontrolle und Selbstdisziplin

Verbindung zur Trainerin, der – ähnlich einem Personal Trainer – coacht und motiviert. Kein Wunder, dass es unter diesen Bedingungen nachweislich zu deutlich besseren Trainingsergebnissen kommt als beim «anonymen» Individualtraining, wie man es aus herkömmlichen Fitness-Studios kennt.

Außerdem ist auch immer wieder zu beobachten, dass die Mitglieder beim Training neue soziale Kontakte knüpfen, Netzwerke bilden und dadurch einen viel besseren emotionalen Bezug zu Ihren Fitness-Aktivitäten bekommen.

Persönliche Betreuung, bessere Effekte

Studienergebnisse belegen, dass der Trainingseffekt bei einer persönlichen Betreuung fast doppelt so hoch ausfällt, wie das bei einem typischen Individualtraining im Fitness-Studio der Fall ist.

Ein Mrs.Sporty-Zirkel zum Mit-nach-Hause-Nehmen

Es gibt also viele Gemeinsamkeiten zwischen den Heim-Zirkeln und dem Training unter professionellen Bedingungen in den Mrs.Sporty-Clubs. Kein Wunder, sind doch die positiven Erfahrungen und das Know-how aus den Sportclubs in die Heim-Zirkel eingeflossen. Denn so können Sie auch zu Hause von den tollen Effekten dieses modernen und beliebten Trainingskonzepts profitieren.

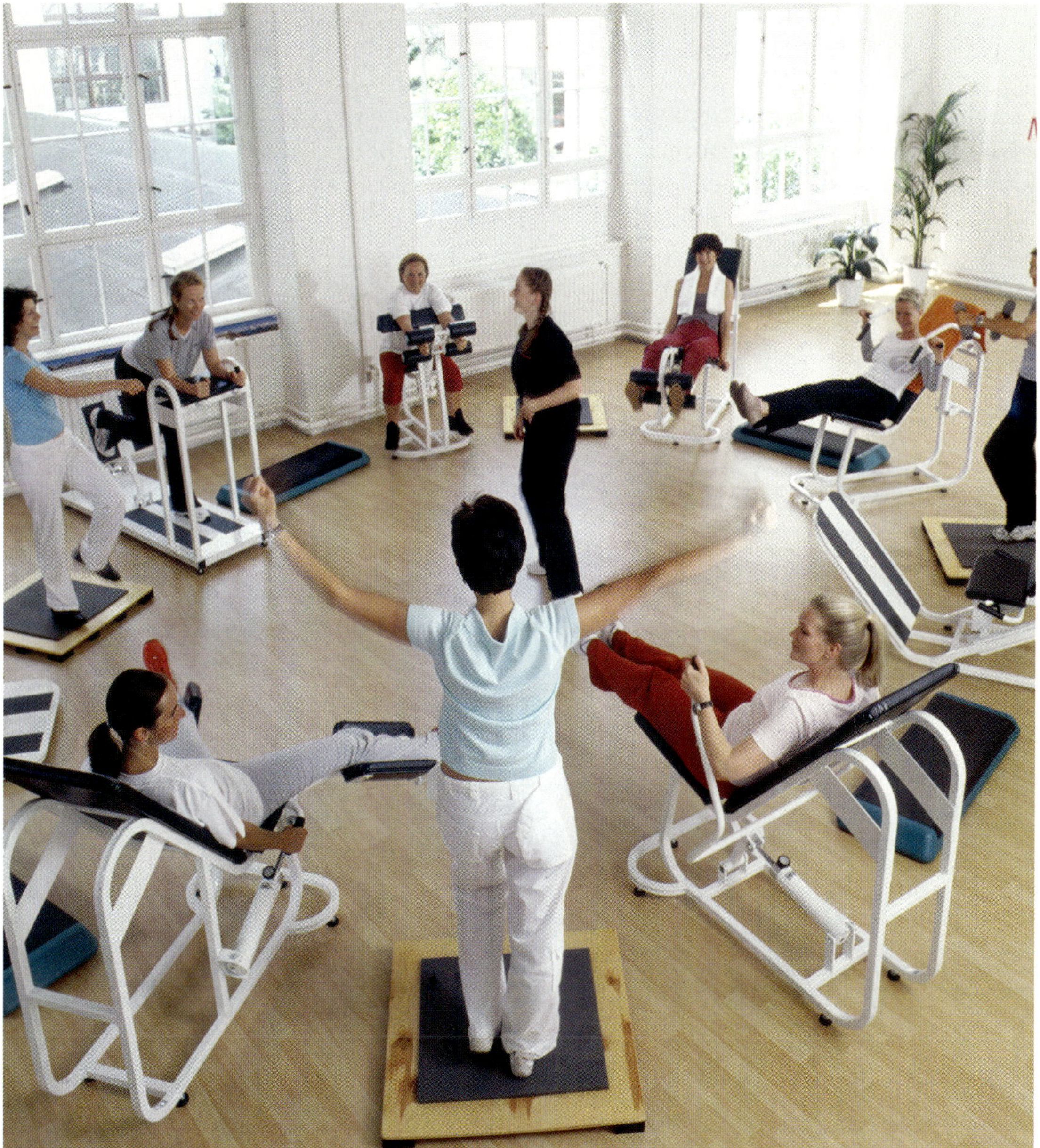

Der Mrs.Sporty-Geräte-Zirkel

Schnell – einfach – optimal angepasst

In unserem Profi-Zirkel finden Sie acht Geräte, wie Sie in den Mrs.Sporty-Clubs eingesetzt werden. Es handelt sich dabei durchgehend um Geräte mit einem hydraulischen Zylinder, der einen angepassten, harmonischen Widerstand in beide Richtungen liefert. Die Geräte sind schnell und einfach zu bedienen, denn Sie verlieren keine Zeit mit langen Einstellungen und sind damit immer in Bewegung. Mit Ausnahme des «Squat» finden alle Übungen in sitzender Position statt. Das macht es für Sie leichter, Ihre Bewegungen zu kontrollieren.

«… ohne Sport könnte ich mir mein Leben nicht vorstellen. Viele wissen gar nicht, wie gut dieses Gefühl sein kann. Möglicherweise trauen sich viele Frauen einfach nicht, an ungewohnten Geräten zu trainieren und neue Übungen zu erlernen. Diese Angst wird einem bei Mrs.Sporty durch eine persönliche und durchgehende Betreuung genommen. Denn unsere Franchisepartner leisten einen einzigartigen Beitrag in ihren Clubs.» STEFANIE GRAF

Den Schwierigkeitsgrad individuell anpassen

An den Geräten wird der Widerstand über eine Einstellschraube an den Hydraulikzylindern geregelt. Dabei wird im Allgemeinen eine einheitliche Einstellung an allen Geräten vorgenommen. Dennoch können Sie die Intensität ganz individuell beeinflussen: Je schneller Sie die Hebelarme bewegen, desto stärker ist auch der entgegengebrachte Gerätewiderstand. Wenn Sie Belastung reduzieren möchten, müssen Sie die Bewegung also nur ein wenig langsamer durchführen. Ein großer Vorteil der hydraulischen Geräte liegt auch darin, dass sich die Widerstände fließend aufbauen, was die Belastungen besonders sanft und harmonisch macht.

Variables Training mit unterschiedlichen Zwischenübungen

Als Zwischenübungen stehen in den Mrs.Sporty-Clubs unterschiedliche Kleingeräte zur Verfügung. Wir haben für Sie beispielhaft vier Geräte ausgesucht, die Sie einzeln oder auch in Kombination einsetzen können. Mit ihnen lassen sich beim Training unterschiedliche Akzente setzen, was Ihren Work-out noch abwechslungsreicher und variabler macht.

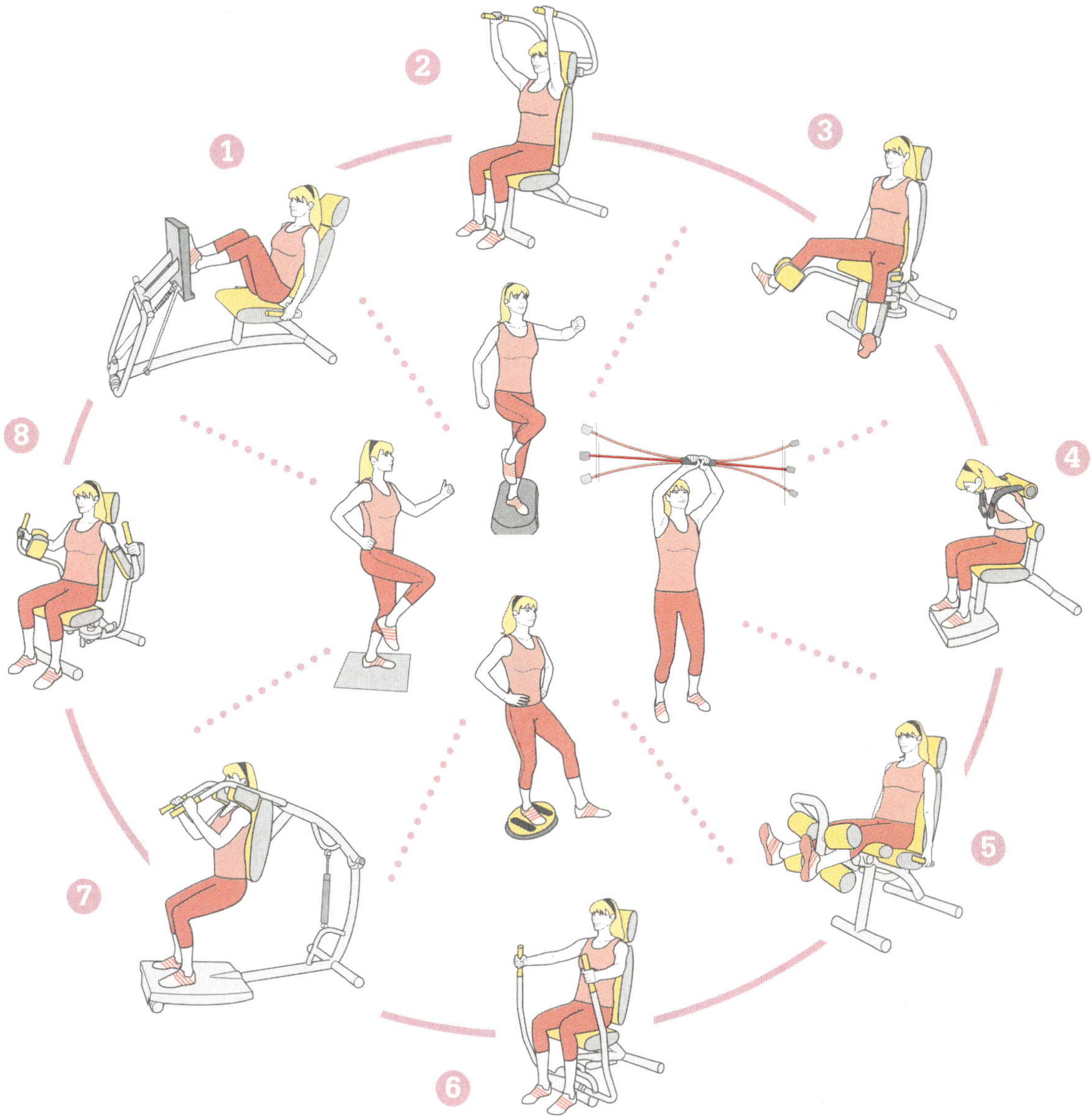
1
2
3
4
5
6
7
8

Übung 1

Leg Press – Beinstemme

Los geht es mit dem Training der **Beine**, zuerst in sitzender Position.

Angesprochene Muskulatur: Beim Wegdrücken und Zurückführen der Trittplatte sind vor allem die vorderen und hinteren Oberschenkelmuskeln, die Waden- sowie die Gesäßmuskulatur im Einsatz.

Und so geht's: Drücken Sie Ihren Rücken aufrecht gegen das Polster und stabilisieren Sie die Haltung durch einen dosierten Zug an den Handgriffen. Drücken Sie die Trittplatte mit der Einstiegshilfe zunächst mit einem Bein weg. Platzieren Sie dann die Füße nacheinander symmetrisch in hüftbreitem Abstand und in leichter V-Stellung.

Beugen und strecken Sie die Kniegelenke in einer harmonischen, geradlinigen Bewegung. Führen Sie die Trittfläche immer nur so weit zum Körper, dass die Kniegelenke nicht ganz rechtwinklig gebeugt sind. Drücken Sie sie wieder nach vorn, ohne dabei die Knie durchzudrücken.

Achten Sie darauf, dass die beiden Knie während der gesamten Übung immer den gleichen Abstand haben (keine Ausweichbewegungen!), und halten Sie den Rücken stabil und gerade (nicht rund machen).

Variante: Indem Sie den Druck auf die Fersen steigern, erhöhen Sie gleichzeitig die Aktivität der Gesäßmuskulatur.

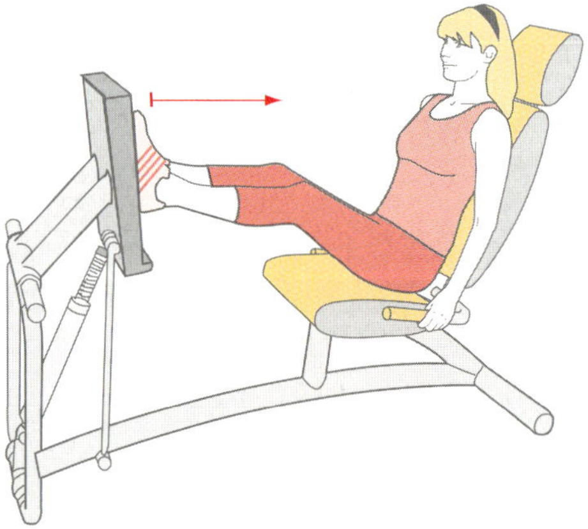

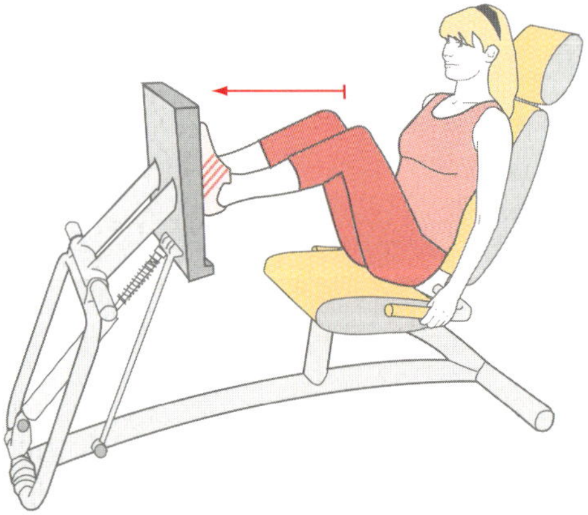

Shoulder Press – Lat Pull

Weiter geht es mit einer Übung, bei der alle großen Muskelgruppen des **Oberkörpers** und der **Arme** gekräftigt werden.

Angesprochene Muskulatur:

Streckphase: Beim Hochführen der Griffstangen sind vor allem die Brustmuskeln, die vorderen Schultermuskeln und die Armstrecker in Aktion.

Beugephase: Beim Herunterziehen der Griffe arbeiten die hinteren Schulter- und Schulterblattmuskeln mit dem breiten Rückenmuskel und den Armbeugern zusammen.

Und so geht's: Drücken Sie Ihren Rücken aufrecht gegen das Polster. Platzieren Sie die Füße stabil auf dem Boden oder verschränken Sie sie unter der Sitzfläche.

Führen Sie die Griffstangen mit stabilen Handgelenken in einer fließenden Bewegung nach oben, wobei die Ellbogen am höchsten Punkt nicht durchgedrückt werden. Ziehen Sie die Griffe anschließend herab, bis sich Ihre Oberarme neben dem Rumpf befinden. Die Ellbogen bewegen sich stets parallel und mit konstantem Abstand zueinander.

Führen Sie die Bewegung nur so weit durch, dass es zu keiner Ausweichbewegung des Rückens kommt.

Variante: Je nach Beweglichkeit in den Schultergelenken können Sie die Griffe weiter vorn (einfacher) oder hinten (schwieriger) fassen.

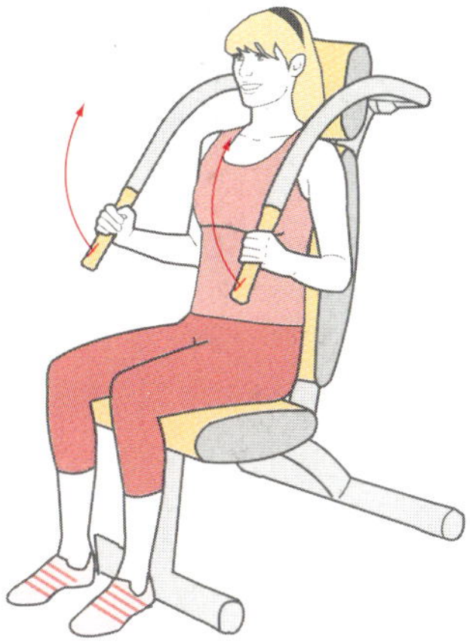

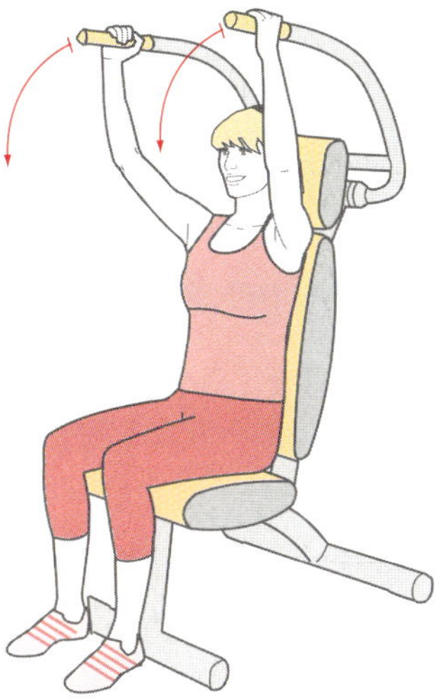

Übung 3

Hip Abductor/Adductor

An diesem Gerät werden ganz gezielt die inneren und äußeren **Schenkelmuskeln** gekräftigt.

Angesprochene Muskulatur:

Abduktionsphase: Während Sie die Beinpolster nach außen führen, werden die an der Schenkelaußenseite gelegenen Schenkelabspreizer (Abduktorenmuskeln) sowie die äußeren und kleinen Gesäßmuskeln gefordert.

Adduktionsphase: Das Zusammenführen der Polster übernehmen die an der Innenseite gelegenen Schenkelanzieher (Adduktorenmuskeln), die vom Becken zum Oberschenkel und teilweise bis über das Kniegelenk verlaufen.

Und so geht's: Legen Sie Ihre Unterschenkel mit leicht gebeugten Kniegelenken in die Polsterschalen. Ziehen Sie die Fußspitzen dabei leicht heran. Halten Sie den Rücken aufrecht und stabil an der Lehne.

Führen Sie die Beine – je nach individueller Beweglichkeit – gleichmäßig und kontrolliert nach außen beziehungsweise innen. Trainieren Sie ohne Schwung mit konstantem Druck auf die Beinpolster.

Achten Sie darauf, dass Ihre Knie immer den gleichen Abstand voneinander haben (keine Ausweichbewegungen!), und halten Sie den Rücken stabil und gerade.

Variante: Zur Betonung unterschiedlicher Muskelanteile können Sie die Beine leicht nach außen drehen.

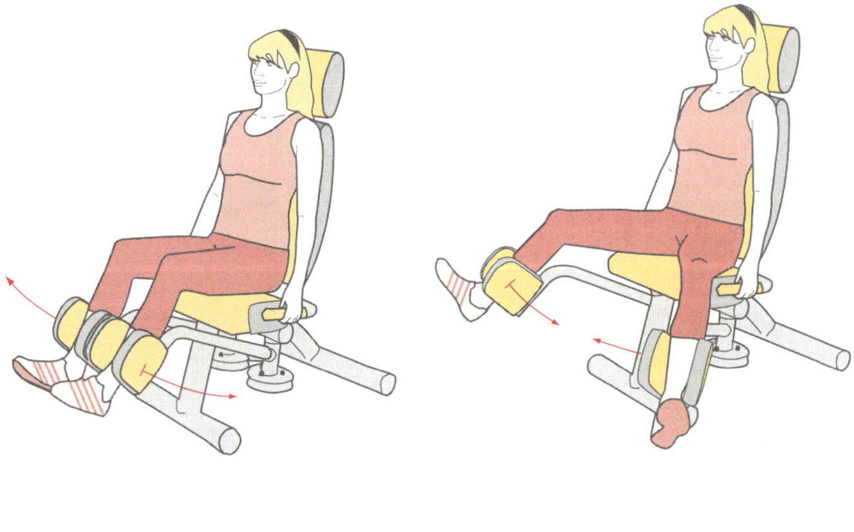

Abdominal/Back

An diesem Kombigerät stehen **Bauch-** und **Rückenmuskeltraining** im Mittelpunkt.

Angesprochene Muskulatur:

Beugephase: Wenn Sie den Oberkörper nach vorn einrollen, werden die geraden, schrägen und queren Bauchmuskeln gekräftigt.

Streckphase: Beim Aufrichten des Oberkörpers dagegen sind die Rückenstrecker im Bereich der Lenden- und Brustwirbelsäule gefordert, und auch die Gesäßmuskeln sind beteiligt.

Und so geht's: Fixieren Sie den Rücken am Polster und ziehen Sie die Griffe an den Oberkörper. Stabilisieren Sie die Haltung, indem Sie die Füße parallel auf den Boden stellen oder sie unter dem Sitz verschränken.

Rollen Sie den Oberkörper in der Beugephase ein und setzen Sie dabei ganz bewusst Ihre Bauchmuskeln ein. Dann den Rücken mit der Kraft der Rückenmuskeln wieder aufrichten, bis der Rücken gerade ist und seine natürliche Schwingung zeigt.

Führen Sie die Abwärtsbewegung nur so weit durch, dass keine Beugung im Hüftgelenk entsteht (der Oberkörper also nicht nach vorn kippt). Halten Sie die Muskeln stets unter Spannung und vermeiden Sie schwunghafte Bewegungen.

Variante: Sie können die Muskelspannung durch einen aktiven Fußeinsatz noch verstärken. Dafür «schieben» Sie mit den Fersen auf dem Boden bewusst nach vorn.

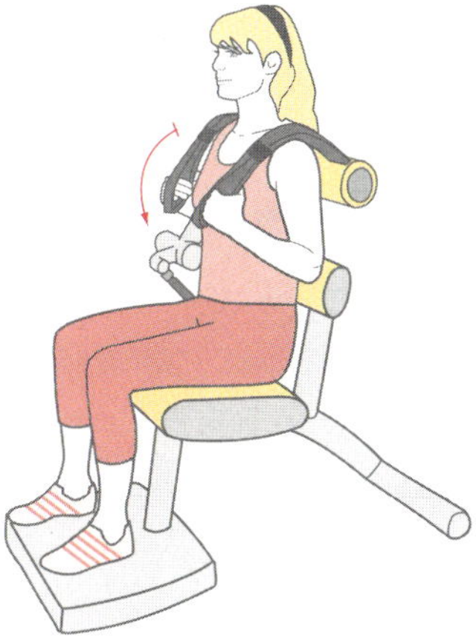

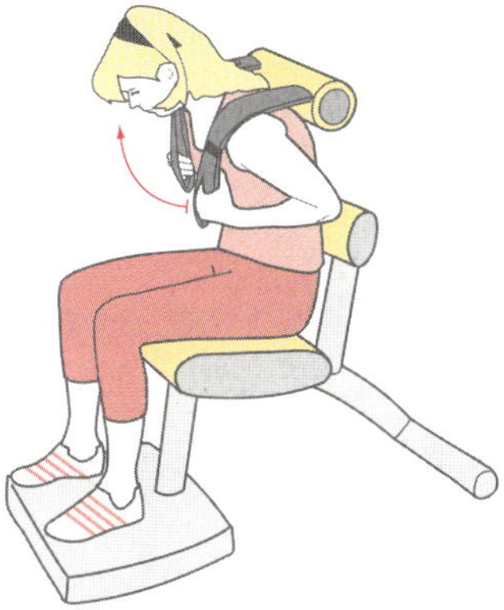

Übung 5

Leg Extension – Leg Curl

Bei diesem Gerät besteht das Ziel darin, die vordere und hintere **Oberschenkelmuskulatur** isoliert, das heißt ohne Beteiligung weiterer Muskeln, aufzutrainieren.

Angesprochene Muskulatur:

Streckphase: Bei der Kniestreckung wird der an der Oberschenkelvorderseite gelegene vierköpfige Schenkelmuskel gekräftigt.

Beugephase: Bei der Gegenbewegung, also der Beugung des Kniegelenks, sind die an der Oberschenkelrückseite gelegenen Muskeln gefordert.

Und so geht's: Positionieren Sie die parallelen Beine so, dass sich die Kniegelenke in einer Linie mit der Drehachse des Gerätes befinden. Drücken Sie Ihren Rücken aufrecht gegen das Polster und stabilisieren Sie die Haltung zusätzlich durch einen dosierten Zug an den Handgriffen. Ziehen Sie dabei die Fußspitzen etwas heran.

Nun beugen und strecken Sie die Kniegelenke in einem gleichmäßigen, kontrollierten Bewegungstempo. Halten Sie die Kniegelenke dabei stabil, was im Umkehrpunkt der Bewegung besonders wichtig ist.

Führen Sie die Bewegung auf keinen Fall mit Schwung aus. Halten Sie den Oberkörper stets aufrecht und stabil, denn damit verhindern Sie, dass es zu Ausweichbewegungen des Rückens kommt.

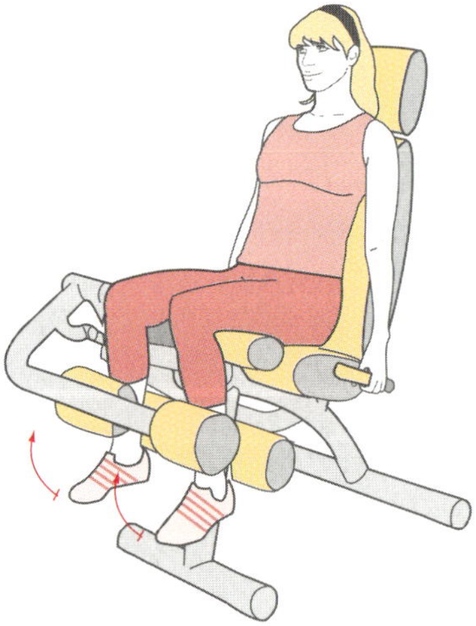

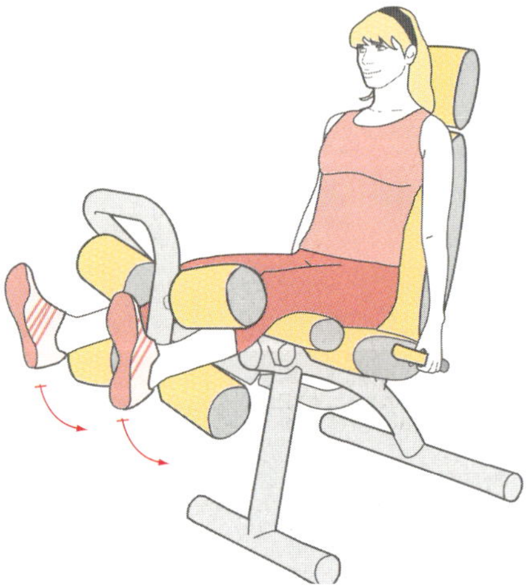

Chest/Back

An diesem Gerät sind die Muskeln der **Arme**, des **Brustkorbs** und des **Schultergürtels** im Einsatz.

Angesprochene Muskulatur:

Streckphase: Während Sie die Griffstangen nach vorn drücken, fordern Sie in erster Linie die Armstrecker, die Brustmuskeln und die vorderen Schultermuskeln.

Beugephase: Beim Heranziehen der Griffe sind die Armbeuger, die hinteren Schulter- und Schulterblattmuskeln sowie der breite Rückenmuskel im Einsatz.

Und so geht's: Stützen Sie den gesamten Rücken an der Lehne ab. Umfassen Sie die Griffstangen knapp unterhalb der Schulterebene. Stabilisieren Sie die Übungsposition, indem Sie die Füße auf dem Boden abstützen oder sie unter dem Sitz verschränken.

Führen Sie die Hebelarme nach vorn, ohne dabei die Ellbogen ganz zu strecken. Ziehen Sie die Schulterblätter bewusst in Richtung Wirbelsäule und führen Sie dann die Griffe zurück zum Körper, wobei die Ellbogen in einer geradlinigen Bewegung nahe am Körper geführt werden.

Halten Sie die Schultern stets in einer neutralen Position. Denn wenn sie nach oben gezogen werden, kommt es leicht zu Verspannungen im Nacken!

Variante: Je nachdem, in welcher Höhe Sie die Griffe fassen, kommt es zu geringfügig unterschiedlichen Akzentuierungen der beteiligten Muskelgruppen.

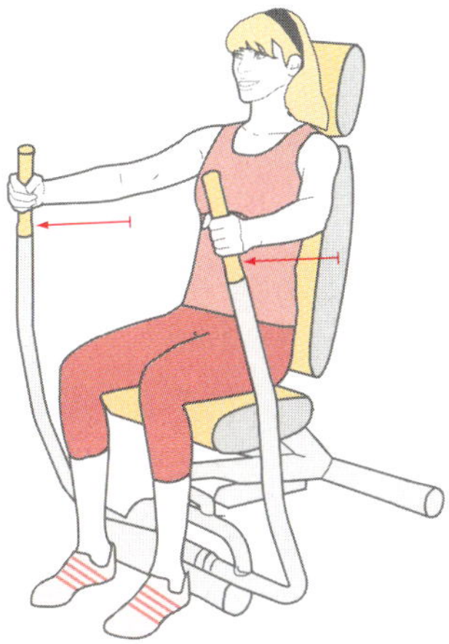

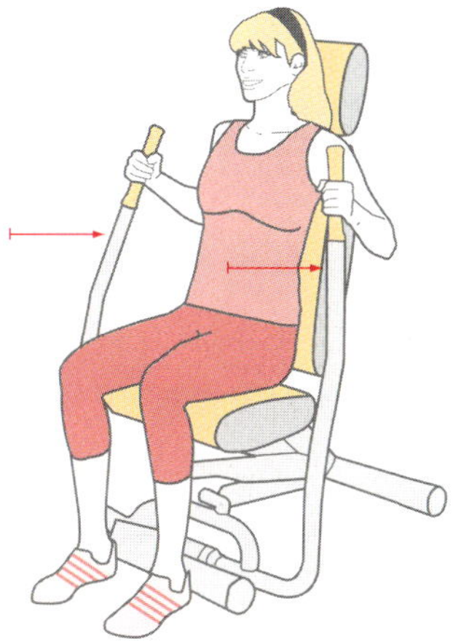

Übung 7

Squat

An diesem Gerät trainieren Sie sämtliche Muskelgruppen, die für die **Körperaufrichtung** verantwortlich sind.

Angesprochene Muskulatur: Wie bei der Leg Press sind vor allem die Oberschenkel- und Gesäßmuskeln in Aktion. Beim Aufrichten des Körpers gegen die Schwerkraft beziehungsweise gegen den Gerätewiderstand wird jedoch zusätzlich noch die Rückenmuskulatur gekräftigt.

Und so geht's: Fixieren Sie die Schultern an den oberen, den Rücken an den hinteren Polstern. Umfassen Sie die Griffe mit stabilen Handgelenken. Platzieren Sie die Füße etwas weiter als schulterbreit entfernt und drehen Sie sie leicht nach außen.

Senken Sie den Körper mit dem Po voran ab, bis die Knie knapp rechtwinklig gebeugt sind. Richten Sie den Körper anschließend mit den Schultern voran wieder auf, ohne am höchsten Punkt die Knie durchzudrücken.

Achten Sie darauf, dass die Bewegung immer geradlinig verläuft und der Knieabstand gleich bleibt. Halten Sie den Oberkörper stabil und den Rücken gerade, sodass Sie die natürliche Schwingung in der Lendenwirbelsäule spüren.

Variante: Wenn Sie Ihre Füße etwas weiter nach vorn beziehungsweise nach hinten stellen, können Sie dadurch unterschiedliche Muskelanteile betonen. Wichtig ist, dass sich Ihre Knie (von oben betrachtet) nicht vor die Füße schieben.

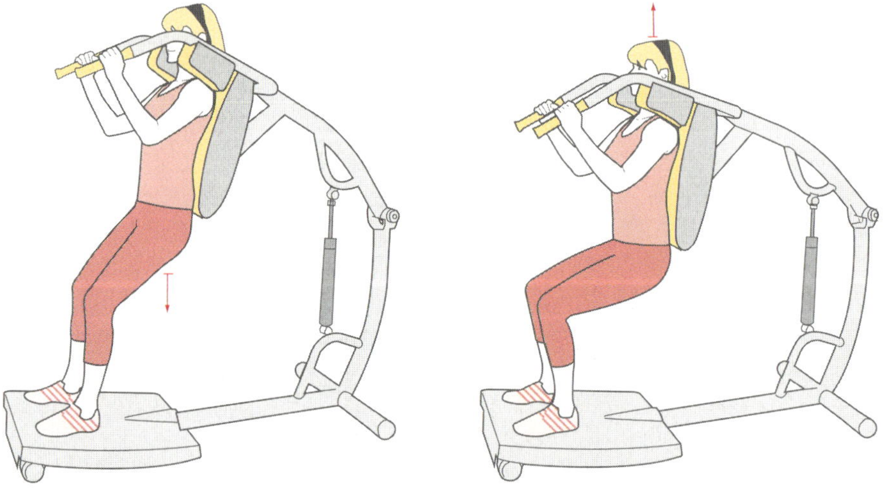

Pec Deck/Fly

Der Zirkel schließt mit einer Übung zur gezielten Kräftigung der **Brustmuskeln** und ihren Gegenspielern im **hinteren Schulterbereich** ab.

Angesprochene Muskulatur:

Vorwärtsbewegung: Beim Zusammenführen der Hebelarme kräftigen Sie die Brustmuskulatur und den vorderen Anteil der Schultermuskulatur.

Rückwärtsbewegung: Beim Auseinanderführen werden insbesondere die Schulter-Nacken-Muskulatur sowie diejenigen Muskeln gefordert, die die Schulterblätter zur Wirbelsäule ziehen.

Und so geht's: Drücken Sie Ihren Rücken aufrecht gegen das Polster. Setzen Sie die Beine stabil am Boden auf oder verschränken Sie sie unter der Sitzfläche. Unterstützen Sie die Körperkontrolle, indem Sie die Bauchmuskeln ganz bewusst anspannen. Platzieren Sie die Unterarme nacheinander in den Polstern, die Hände umfassen locker die Griffe.

Bevor Sie mit der Vor- und Rückbewegung beginnen, üben Sie gleichmäßigen Druck auf die Unterarmpolster aus. Dann bewegen Sie die Arme in einer fließenden Bewegung nach vorn beziehungsweise hinten.

Führen Sie die Hebelarme nur so weit zurück, dass Sie im Schulter- oder Rückenbereich nicht ausweichen.

Variante: Durch Lösen der Hände vom Griff können Sie den Druck nach innen (Brustmuskeln) beziehungsweise nach außen (Schulter- und Schulterblattmuskeln) etwas betonen.

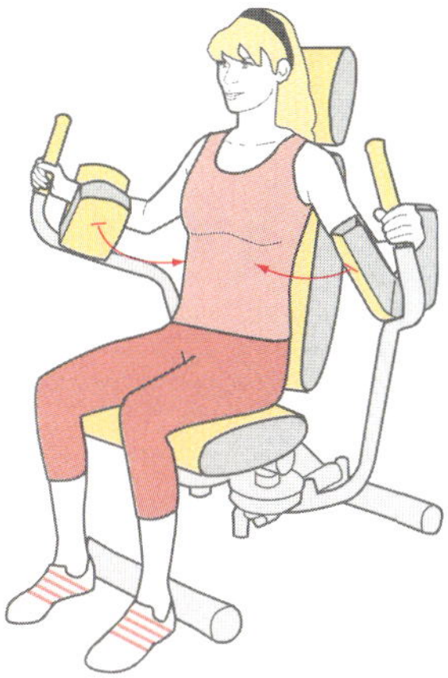

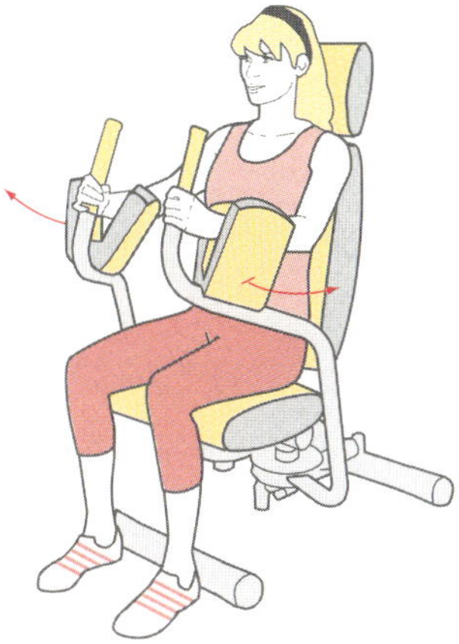

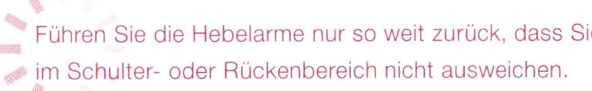

Zwischenübung 1

Jogging-Plate

Die quadratischen Bodenplatten wirken ähnlich wie ein Schwingboden und dämpfen die Gelenkbelastungen. Die Plates ermöglichen deshalb auch kontrolliert ausgeführte «High-Impact»-Beanspruchungen, wie sie typischerweise beim Joggen auf der Stelle auftreten.

Angesprochene Muskulatur: Beim Gehen auf der Stelle (Marching) sind die gesamten Bein- und Hüftmuskeln sowie die Gesäß- und Rückenmuskulatur im Einsatz. Beim Joggen ist die Aktivität aller Muskelgruppen noch intensiver. Beim zusätzlichen Einsatz von Kleingeräten, wie zum Beispiel Kurzhanteln, kommen die Arm- und Schultermuskeln hinzu.

Und so geht's: Je nach Übung «walken» oder «joggen» Sie auf der Trittfläche. Setzen Sie dabei die gewinkelten Arme dynamisch mit ein.

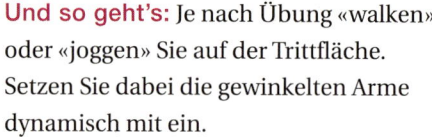

Achten Sie auf harmonische, kontrollierte Bewegungsabläufe mit sanft federnden Bodenkontakten.

Variante: Wenn Sie die Intensität steigern möchten, können Sie zusätzlich die Arme beugen und strecken. Wer gut trainiert ist, kann dabei auch leichte Kurzhanteln einsetzen.

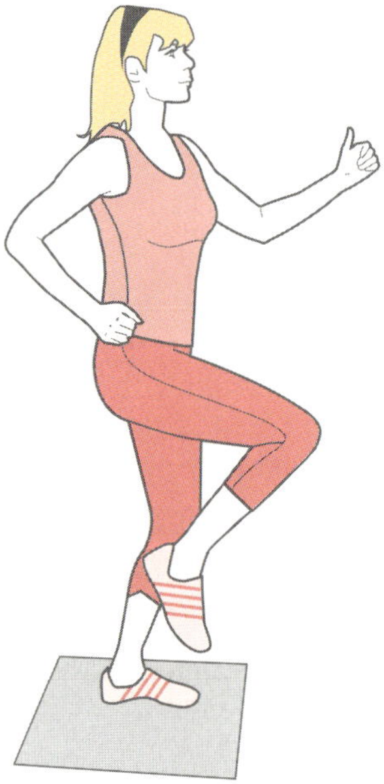

Step

Der Step eignet sich besonders gut, um die gegen die Schwerkraft arbeitenden Muskeln zu aktivieren und dabei gleichzeitig die Gelenkbelastung moderat zu halten («Low Impact»).

Angesprochene Muskulatur: Bei den Auf- und Absteigbewegungen werden nahezu alle großen Bein- und Hüftmuskeln aktiviert. Dies gilt besonders für die Oberschenkel- und Gesäßmuskeln. Hinzu kommen noch die Rückenstrecker, die den Oberkörper stabilisieren müssen.

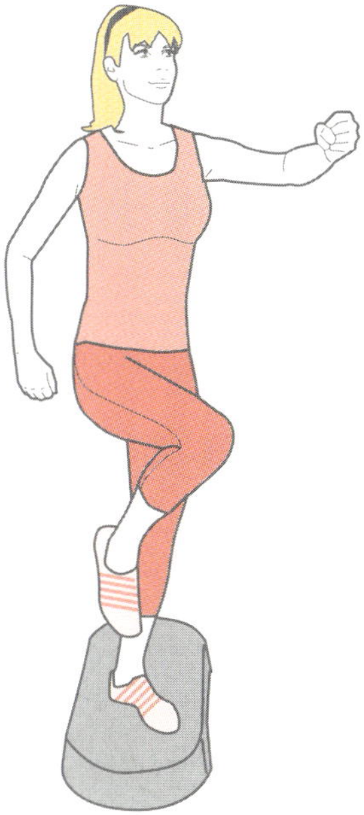

Und so geht's: Beispielsweise lässt sich der «V-Step» auf einem Step durchführen. Dafür setzen Sie einen Fuß – über die Ferse abrollend und leicht nach außen öffnend – auf den Step, dann folgt der zweite Fuß zur anderen Seite. Anschließend kehren Sie wieder in die Ausgangsposition auf dem Boden zurück, wobei sich beim Absteigen die Beine wieder schließen. Die Bewegungen beschreiben also ein «V» in vier Schritten.

Achten Sie auf einen sanften Bodenkontakt mit einem harmonischen Abrollen der Füße. Dabei den Rücken etwas nach vorn kippen und gerade halten.

Variante: Wer über Aerobic-Erfahrung verfügt, kann hier gerne auch weitere Bewegungsformen wie beispielsweise «Knee Lifts», «Leg Curls» oder «Kicks» einbauen.

Zwischenübung 3

Fit-Disc

Bei dieser Zwischenübung wird ganz gezielt die Gelenk- und Haltungskontrolle trainiert. Das Balancieren auf dem «Wackelbrett» schult das Zusammenspiel der Muskulatur mit ihren Sensoren («Messfühlern») und den Nervenbahnen. Eine Verbesserung dieser Fähigkeiten bringt auch Vorteile im Alltag und in der Freizeit, da man besser und schneller auf mögliche Stürze reagiert und dadurch die Verletzungsgefahr reduziert. Mit zunehmendem Alter nimmt die Bedeutung dieser aktiven Sturzprophylaxe zu, insbesondere wenn eine Osteoporose vorliegt.

Angesprochene Muskulatur: Die gesamten Beinmuskeln werden in ihrer Haltefunktion trainiert. Die Muskeln lernen, «an einem Strang» zu ziehen und so die Gelenke im Lot zu halten.

Und so geht's: Stellen Sie sich mit einem Bein auf die Fit-Disc und versuchen Sie, die Trittfläche einbeinig waagerecht auszubalancieren. Das andere Bein ist leicht angehoben, berührt das Standbein aber nicht.

Achten Sie darauf, dass während der Übung Ihr Sprung-, Knie- und Hüftgelenk genau in einer Lotlinie, also übereinander, stehen.

Variante: Wer möchte, kann sich auch mit beiden Beinen auf die Fit-Disc stellen. Dann sollten Sie jedoch im Wechsel Kippbewegungen ausführen und die Fit-Disc danach wieder ausbalancieren.

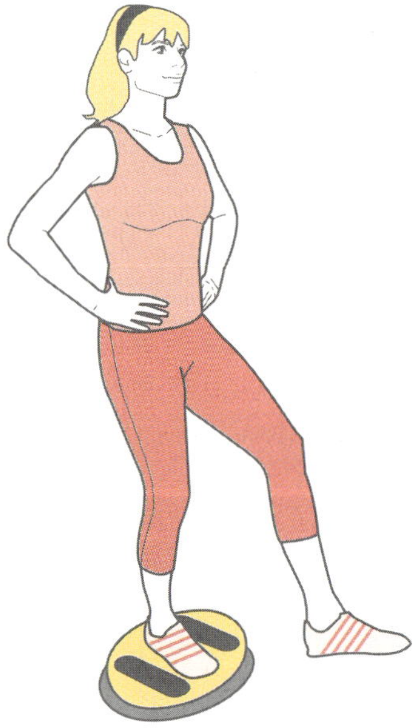

Schwingstab

Was die Fit-Disc für die unteren Extremitäten, ist der Schwingstab für die oberen. Auch bei dieser Übung geht es um das fein abgestimmte Zusammenspiel der Muskeln, durch das mehr Stabilität im gesamten Schulter-Arm-Bereich aufgebaut werden kann.

Angesprochene Muskulatur: Um den Stab in Schwingung zu versetzen und diese zu kontrollieren, müssen alle Muskeln der Unter- und Oberarme sowie des Schultergürtels zusammenarbeiten. Die Kräftigungsimpulse können sich sogar bis zur Wirbelsäule fortsetzen, wo die kleinen, tiefgelegenen Muskeln aktiviert werden, die dem Rücken noch mehr Stabilität verleihen.

Und so geht's: Versetzen Sie im stabilen Stand den Stab bei festen Handgelenken in Schwingung. Wenn Sie die Übung beherrschen, findet keine Bewegung der Arme mehr statt; der Stab wird nur noch durch die wohldosierte Gegenspannung der Muskeln fixiert.

Achten Sie auf eine stabile, kontrollierte Körperhaltung; halten Sie die Schultern in einer neutralen Position (siehe dazu auch Seite 94).

Variante: Die Übung kann durch unterschiedliche Armpositionen abgewandelt und auch einarmig durchgeführt werden.

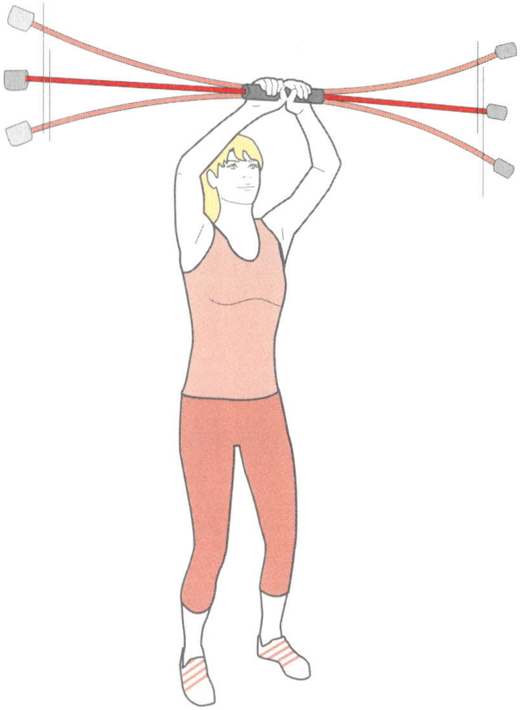

Der richtige Mix macht's

Um zu erfahren, was beim Zirkeltraining im Körper wirklich passiert, haben Mitarbeiter des Kölner Instituts für Prävention und Nachsorge (IPN) das Mrs.Sporty-Trainingsprogramm «live», also unter realen Bedingungen, dokumentiert, analysiert und ausgewertet.

Dabei wurden die Probandinnen mit mobilen Spiroergometrie-Geräten (= Geräte, die die Atemgase sowie die Herz-Kreislauf- und Stoffwechsel-Reaktionen analysieren) ausgestattet und so «verkabelt» ins Zirkeltraining geschickt. Damit wollte man zum einen erfahren, wie der Körpers konkret auf die Belastungen reagiert, und zum anderen herausfinden, ob und wie man diese Reaktionen beeinflussen und individuell anpassen kann. Dabei hat man vieles herausgefunden, einiges davon zur Verblüffung der Fachleute …

Training im grünen Bereich

Der Belastungsverlauf, der sich während des 30-minütigen Trainings zeigte, ist ganz charakteristisch. So stieg die Herzfrequenz innerhalb des ersten Zirkel-Durchlaufs allmählich an, um sich dann im zweiten und dritten Durchgang in einem relativ konstanten Bereich von 120 bis 140 Schlägen einzupendeln. Für unsere Probandinnen (alle im Alter um die 40 Jahre) bedeutete dies ein moderates und damit gut zu bewältigendes Belastungsniveau. In diesem Bereich ist sowohl ein Kräftigungs- als auch ein Ausdauertraining möglich.

Das Ziel: aerobe Belastung

Parallel zur Spiroergometrie erfolgte eine Bestimmung der Laktatwerte, bei der der Milchsäuregehalt des Blutes gemessen wird. Hier lagen die Werte zwischen 2,0 und 2,5 mmol/l, was beweist, dass es zu keiner Übersäuerung des Blutes kam und es sich damit um aerobe Belastungen handelte. Der Begriff «aerob» bedeutet, dass den Muskeln während des Trainings genug Sauerstoff zur Verfügung steht. Und das ist eine Grundvoraussetzung, um die Ausdauer verbessern zu können.

Diese Erkenntnis ist insofern bedeutsam, da sich ein «klassisches Krafttraining» im anaeroben Bereich abspielt. Dort sind Laktatwerte deutlich über 4 mmol/l durchaus üblich. In diesem Fall «übersäuern» die Muskeln und sind deshalb nicht mehr in der Lage, ihre Ausdauerleistung zu verbessern.

Damit unterscheidet sich das Kräftigungstraining an Geräten bei Mrs.Sporty deutlich vom konventionellen Gerätetraining. Denn die Belastungen und Stoffwechselreaktionen hier fallen deutlich moderater aus. Dadurch ist ein Ausdauereffekt – kombiniert mit einer Muskelkräftigung – auch physiologisch gut begründbar.

Sauerstoffaufnahme und Kalorienverbrauch

Besonders interessant waren auch die Messungen der Sauerstoffaufnahme. Damit kann beobachtet werden, wie viel Sauerstoff beim Training in den

«Brennöfen» der Muskulatur (den sogenannten Mitochondrien) verbraucht wurde. Dieser Messwert gilt in der Sportmedizin als das genaueste Kriterium zu Bestimmung der Herz-Kreislauf- und Stoffwechsel-Leistung.

Aus der Sauerstoff-Aufnahme lässt sich wiederum der Energieverbrauch berechnen, der bei unseren Probandinnen innerhalb des 30-minütigen Zirkels durchschnittlich zwischen 200 und 300 kcal lag. Damit war der Energieverbrauch beim Mrs.Sporty-Zirkel sogar noch etwas höher als beim Ausdauertraining auf dem Fahrrad-Ergometer, das im optimalen Pulsbereich durchgeführt wurde, um direkt vergleichen zu können. Im Vergleich zum klassischen Krafttraining nach der Satzmethode (Durchgänge mit Pausen) fiel er sogar deutlich höher aus.

Insgesamt ergibt sich also beim Mrs.Sporty-Zirkeltraining ein relativ hoher Energieverbrauch, es werden also besonders viele Kalorien verbrannt, was günstig für den Stoffwechsel ist und damit auch einen wichtigen Faktor für die Gewichtskontrolle darstellt.

Mittendrin in der Fettverbrennung

Die Atemgasanalyse verrät darüber hinaus, wie hoch der Anteil der Fettverbrennung am Gesamtenergieumsatz ist. Zum Vergleich: Bei reinem Ausdauertraining im optimalen Herzfrequenzbereich kann man davon ausgehen, dass die Fettverbrennung 60 bis 70 Prozent ausmacht, während die restlichen 30 bis 40 Prozent über die Verbrennung von Kohlenhydraten gedeckt werden. Völlig anders sieht das beim klassischen Krafttraining aus.

Wenn Sie, wie von uns empfohlen, dreimal pro Woche trainieren, können Sie – je nach Körpergewicht und Fitness-Niveau – mit einem Kalorienverbrauch von 800 bis 900 kcal zusätzlich rechnen. Mit diesem Wochenpensum decken Einsteiger bereits ihr gesamtes gesundheitliches Wochenpensum ab! Doch auch die Optimalempfehlung von etwa 1500 kcal pro Woche ist nicht mehr weit entfernt. Die Kaloriendifferenz lässt sich dann locker «nebenbei» mit Alltags- und Freizeitaktivitäten abdecken (siehe dazu Seite 153 – 154).

Hier wird mehr oder weniger der gesamte Energieumsatz über die Kohlenhydratverbrennung gedeckt, während die Fettverbrennung nur eine untergeordnete Rolle spielt.

Wie aber verhält sich der Stoffwechsel beim Mrs.Sporty-Zirkel? Bei den Messungen wurde deutlich, dass die Fettverbrennung etwa 50 Prozent ausmacht. Damit liegt sie in einem relativ hohen Bereich, obwohl beim Zirkel ja auch kräftigende Elemente im Spiel sind. Das belegt, dass man mit dem Mrs.Sporty-Konzept eine ideale Kombination aus Kraft- und Ausdauertraining gefunden hat, was die Ergebnisse der Mrs.Sporty-Studie 2007 eindrucksvoll untermauern (siehe dazu Seite 147 – 149), wo es ja in beiden Bereichen in kurzer Zeit zu deutlichen Verbesserungen kam.

Intensivtraining

Diesen Ergebnissen liegt ein moderat dosiertes Training zugrunde, bei dem nicht an die Belastungsgrenze gegangen wird. Das heißt aber nicht, dass es nicht auch anders aussehen kann. Denn das Mrs.Sporty-Training bietet durchaus die Möglichkeit, sehr intensiv zu trainieren und sich dabei auszupowern. So wurden bei einigen Messungen Herzfrequenzen deutlich oberhalb von 160 Schlägen mit Laktatwerten von 7 mmol/l und mehr registriert. Beide Werte zeigen eine hohe, anaerobe Belastung an. Bei jüngeren, gesunden Frauen spricht nichts dagegen, ab und zu auch mal «Vollgas» zu geben und solch hohe Belastungswerte zu erreichen.

Unserer Empfehlung für ein ausgewogenes Zirkeltraining entspricht diese Vorgehensweise allerdings nicht, da dann der Aspekt des Muskelaufbautrainings dominiert.

Der Knackpunkt: die Belastungsintensität an den Geräten

Bei den Untersuchungen zeigte sich recht schnell, dass das entscheidende Kriterium zur Steuerung des Trainings die Intensität an den Kräftigungsgeräten ist. Die Art und Weise, wie man die Zwischenübungen ausführt, spielt dabei eine geringere Rolle. Wer an den Geräten jedes Mal «volle Pulle» trainiert, bei dem schaukelt sich die Belastung von Gerät zu Gerät und von Durchgang zu Durchgang hoch, bis man (nahezu) ausbelastet ist. Wer jedoch unsere Empfehlung berücksichtigt und sich an den Geräten moderat belastet, indem er einen Gang zurückschaltet, gibt den Muskeln die Gelegenheit, sich während der Zwischenübungen wieder ausreichend zu regenerieren. Und genau darin besteht die Besonderheit des Mrs.Sporty-Zirkel-Prinzips.

GUT ZU WISSEN:

- *Beim Mrs.Sporty-Zirkeltraining findet neben der Kräftigung nachweislich auch ein Ausdauertraining statt.*
- *Sie decken den größten Teil des gesundheitlich empfohlenen Bewegungspensums mit dem Mrs.Sporty-Zirkel.*
- *Die Aktivitäten spielen sich im aeroben Bereich ab, wobei der Anteil der Fettverbrennung bei unseren Messungen bei etwa 50 Prozent lag.*

Die richtige Belastungsintensität

Pulswerte als Orientierungshilfe

Wenn Sie einfach und praxisnah kontrollieren möchten, wie intensiv Sie sich beim Ausdauertraining belasten, sollten Sie Ihren Puls messen. Natürlich können Sie auch beim Mrs.Sporty-Zirkeltraining die Pulskontrolle als Orientierungshilfe nutzen, wenn Sie einige spezielle Dinge beachten.

Damit Sie Ihre (Puls-)Grenzen kennenlernen können, haben wir rechts eine Pulstabelle eingebaut. Die dort aufgeführten Werte dienen – nach Alter gestaffelt – als Obergrenze. Sollte Ihr Puls den für Sie gültigen Wert beim Training dauerhaft deutlich übersteigen, sollten Sie etwas «Gas» herausnehmen. Das klappt am besten, wenn Sie – wie auf Seite 142 erklärt – an den Geräten etwas weniger intensiv trainieren.

Es ist sinnvoll, sich – was die Leistungsobergrenze angeht – am Pulsverhalten zu orientieren. Das heißt jedoch nicht, dass Sie die oben genannten Werte beim Zirkeltraining tatsächlich auch erreichen müssen. Ihr Puls sollte dann eher niedriger als höher liegen.

Pulswerte richtig interpretieren

Tatsächlich können Pulswerte eine guter Gradmesser für die Belastung sein – doch das gilt vor allem für typische Ausdauersportarten wie etwa Radfahren oder Joggen. Die dafür ausgesprochenen Pulsfrequenzempfehlungen sind evaluiert und machen Sinn. Doch wenn, wie beim Mrs.Sporty-Zirkeltraining, Kräftigungs-Übungen mit Ausdauerelementen kombiniert werden, ergibt sich ein etwas anderes Pulsverhalten, das nicht eins zu eins mit dem klassischen Ausdauertraining vergleichbar ist.

Der Grund dafür sind die Kräftigungsübungen, die in der Regel den Puls etwas weniger stark ansteigen lassen als bei den Ausdauersportarten, obwohl die Intensität vergleichsweise hoch ist. So ist wichtig zu wissen: Bei der Bewertung der Trainingsintensität mittels Pulsfrequenz kommt es beim Zirkeltraining eher zu einer Unter- als zu einer Überschätzung der tatsächlichen Beanspruchung. Wenn Sie also einen Puls messen, der etwas unter der für Sie angegebenen Empfehlung liegt, heißt das nicht automatisch, dass Sie sich nicht ausreichend belasten. Wenn Ihre Werte allerdings länger den für Sie gültigen Orientierungs-

Trainingslevel/Alter	bis 30	bis 40	bis 50
Einsteiger	140	135	130
Fortgeschrittene	145	140	135

Trainingslevel/Alter	bis 60	bis 70	über 70
Einsteiger	120	110	100
Fortgeschrittene	125	110	100

Die empfohlenen Pulswerte als Obergrenze in Abhängigkeit zum Trainingszustand und Lebensalter. Die Werte beziehen sich auf Gesunde.

wert überschreiten, ist die Wahrscheinlichkeit hoch, dass Sie sich zu hoch belasten. In diesem Falle sollten Sie die Intensität etwas drosseln. Am besten geht das – wie wir in unseren Studie zeigen konnten – mit etwas weniger Power bei den Kräftigungsübungen.

Auf die innere Stimme hören

Sie sollten sich aber nicht allein auf den Puls verlassen, sondern beim Training immer auch der inneren Stimme Gehör schenken. Spüren Sie in sich hinein, wie Sie die Anstrengung empfinden. Dieser Anstrengungsgrad während des Trainings lässt sich anhand der sogenannten BORG-Skala einordnen. Mit Hilfe dieser Skala (der Wertebereich geht von 6 bis 20, siehe Seite 145) können Sie je nach Alter und Fitness-Level die für Sie optimalen Belastungszonen ermitteln.

Diese subjektive Belastungskontrolle erscheint Ihnen doch recht «laienhaft»? Das ist nur auf den ersten Blick so. Denn diese Vorgehensweise hat, wenn man Sie regelmäßig und konsequent einsetzt, Hand und Fuß und wird zunehmend sogar im Leistungssport als zuverlässige Variante der Trainingssteuerung herangezogen.

Sie ist gerade im Gesundheitssport von Vorteil, da man dabei lernt, in seinen Körper hineinzuhorchen, seine Signale zu registrieren und sie richtig zu interpretieren. Und diese «innere Eichung» hat nicht nur für den Sport Gültigkeit. Sie hilft generell, also auch im Alltag und in der Freizeit, das richtige Maß an körperlicher Belastung zu finden. So werden Sie schon bald verstehen, wenn Ihr Körper Ihnen mitteilt, dass die Belastungen zu hoch ausfallen beziehungsweise ob er diese problemlos bewältigen kann.

Tipp: So messen Sie Ihren Puls: Fühlen Sie den Puls mit einem sanften Druck der mittleren Finger am Handgelenk. Sie finden die richtige Stelle, indem Sie an der Innenseite in Verlängerung des Daumens den Puls tasten. Mit etwas Übung geht das recht schnell. Und das ist auch gut so, denn eine Verzögerung würde dazu führen, dass der Puls wieder sinkt und Sie einen zu niedrigen Wert ermitteln. Aus diesem Grund messen Sie den Puls auch nur für 10 Sekunden und multiplizieren den Wert dann mit 6.
Noch komfortabler geht die Pulsmessung natürlich mit Pulsuhren, die man heutzutage überall kostengünstig erhält.

Ideal: die Kombination von objektiven und subjektiven Kriterien

Wir empfehlen, die Pulskontrolle mit der Bewertung nach der BORG-Skala zu kombinieren, die übrigens speziell für unser Konzept modifiziert wurde. Das heißt für Sie, dass Sie die Belastung immer dann drosseln, wenn entweder der Pulswert oder die subjektive Belastungseinschätzung über dem jeweils empfohlenen Grenzwert liegt. Auf diese Weise sind Sie doppelt abgesichert, dass Sie sich beim Training im rechten Maß fordern und nicht überfordern.

Sonderfall subjektive Unterforderung

Wenn Sie beide Methoden kombinieren, kann es durchaus vorkommen, dass Sie unsere empfohlenen Pulsgrenzen überschreiten, sich dabei aber keineswegs überfordert fühlen. Im Gegenteil, Sie meinen, noch viel mehr leisten zu können. Das ist häufig eine subjektive Fehleinschätzung, die einem von der objektiven Methode vor Augen geführt wird.

Dabei ist eine gewisse «subjektive Unterforderung» gerade für Einsteiger problemlos beziehungsweise im Sinne der Sicherheit sogar sinnvoll. Denn mit zunehmender Trainingserfahrung steigt auch die Fähigkeit, sich selbst besser einzuschät-

Wert	subjektive Beanspruchung	Zielbereiche
6		
7	sehr, sehr leicht	
8		zu gering
9	sehr leicht	
10		
11	recht leicht	
12		untrainiert und > 60 Jahre
13	etwas schwer	untrainiert und < 60 Jahre oder trainiert und > 60 Jahre
14		trainiert und < 60 Jahre
15	schwer	
16		
17	sehr schwer	zu intensiv
18		
19	sehr, sehr schwer	
20		

Das subjektive Belastungsempfinden als Orientierungshilfe für die richtige Trainingsintensität in Abhängigkeit zu Trainingsstand und Lebensalter. Rot markiert sind die jeweiligen Optimalzonen. Erfühlen Sie nach jeder Übung die subjektive Anstrengung und ordnen Sie diese entsprechend der Skala zu.
(Modifiziert nach BORG 1984)

zen, wodurch die «subjektive Trainingssteuerung» an Zuverlässigkeit gewinnt.

Simpel, aber wirkungsvoll: die Sprechprobe

Wir haben aber auch noch eine andere einfache und besonders praxisnahe Form der Belastungskontrolle für Sie parat: die Sprechprobe. Sie besteht darin, hin und wieder zu überprüfen, ob man sich während des Trainings noch unterhalten kann. Das heißt natürlich nicht, dass das Training zur «Talk-Runde» werden sollte. Wenn Sie jedoch hin und wieder einige Sätze mit Ihren «Mitstreiterinnen» wechseln und dabei nicht außer Atem geraten, ist das ein zuverlässiges Zeichen, dass Sie sich nicht überlasten.

Trainerinnen helfen bei der Feinjustierung

Wenn Sie sich jedoch über mehrere Wochen hinweg deutlich unterfordert fühlen, sollten Sie das unbedingt mit Ihren Trainerinnen besprechen, die der Sache dann auf den Grund gehen. Das Pulsverhalten ist nämlich ein recht individuelles Geschehen, weshalb die Trainingsempfehlungen im Einzelfall individuell angepasst werden sollten. Und so kann es durchaus passieren, dass man Ihnen höhere Pulswerte empfiehlt, ohne dass es dabei zu einer Überlastung kommt.

GUT ZU WISSEN:

- *Eine Steuerung des Trainings anhand der Pulsfrequenz legt in erster Linie die Belastungs-Obergrenze fest.*
- *Am besten kombinieren Sie die Pulsmessungen mit einer subjektiven Belastungseinschätzung und einer «Sprechprobe».*
- *Mit zunehmender Trainingserfahrung verbessert sich auch Ihr Empfinden für die unmittelbare Belastung.*

Die Mrs.Sporty-Trainingsstudie

Tolle Effekte in nur drei Monaten

Die Ergebnisse der in Zusammenarbeit mit dem Fitness-Magazin *Fit for Fun* durchgeführten Trainingsstudie sind so eindrucksvoll und interessant, dass wir Sie Ihnen hier in einer kurzen Zusammenfassung präsentieren möchten.

Die Fragestellung dabei war, was sich mit Hilfe des Mrs.Sporty-Konzepts innerhalb von drei Monaten alles verbessern beziehungsweise verändern kann und wie die Effekte im Einzelnen aussehen. Und wir garantieren, dass die Ergebnisse Sie ganz sicher weiter darin bestärken werden, nach dem innovativen Mrs.Sporty-Konzept zu trainieren.

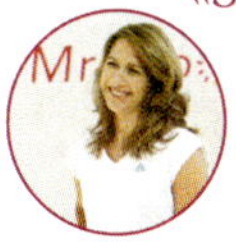

«Studien belegen, welche positiven Effekte Zirkeltraining auf Kraft und Ausdauer hat. Ohne Zeitverlust beim Gerätewechsel und mit viel Spaß können Frauen jeden Alters das effiziente Mrs.Sporty-Konzept nutzen, um Ihren Körper ganzheitlich zu stärken und in Form zu bringen.»

STEFANIE GRAF

Die Fakten

Die Teilnehmerinnen verbesserten sich in allen getesteten Fitness-Bereichen: Ausdauer, Rumpfmuskelkraft, Koordination, Beweglichkeit und Körperfettanteil. Der Beweis für ein rundum erfolgreiches, vielseitiges Training, wie folgende Fakten im Einzelnen belegen.

- Das gesamte **Fitness-Niveau** steigerte sich um mehr als 20 Prozent.
- Im Durchschnitt konnten vier Kilo reines Fett abgebaut werden, was einem **Fettverlust** von ein bis eineinhalb Kilo pro Monat entspricht.
- Parallel dazu reduzierte sich der **Taillenumfang** um 5 Zentimeter (siehe dazu auch Abbildung Seite 148, a), was in etwa ein bis zwei Kleidergrößen entspricht.
- Das Abnehmen ist durchweg als gesund zu bezeichnen, da nicht (wie bei einer reinen Diät) auch **Muskelmasse** abgebaut wurde, sondern reines Fett. Im Gegenteil, der Anteil der Muskelmasse konnte durch das Training sogar noch leicht erhöht werden, was angesichts der relativ kurzen Trainingszeit besonders bemerkenswert ist.
- Die **Ausdauerleistungsfähigkeit** steigerte sich im aeroben Bereich (das ist der gesundheitlich relevante Bereich, in dem Sie trainieren, ohne außer Atem zu geraten) um etwa 14 Prozent. Was die Verbesserung der Rumpfmuskulatur angeht, war die **Bauchmuskulatur** der Spitzenreiter. Hier konnte eine Verbesserung von etwa 34 Prozent erzielt werden. Die **Rückenmuskulatur** steigerte sich um immerhin gut 12 Prozent (siehe Abbildung Seite 148, b). Die Teilnehmer konnten also ihre Bauchmuskeln überproportional auftrainieren, was besonders interessant war, da bei dieser Muskel-

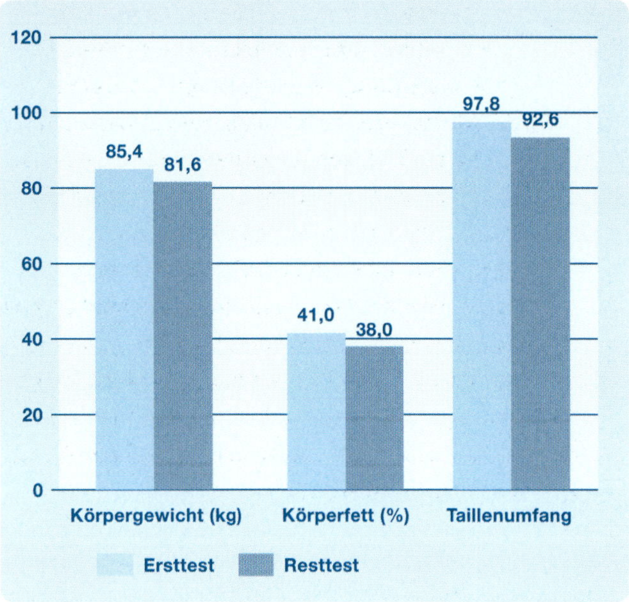

a) Veränderungen von Körpergewicht, Körperfettanteil und Taillenumfang im Zuge eines 3-monatigen Trainings in Mrs. Sporty-Clubs. Mrs.Sporty-Studie (IPN)

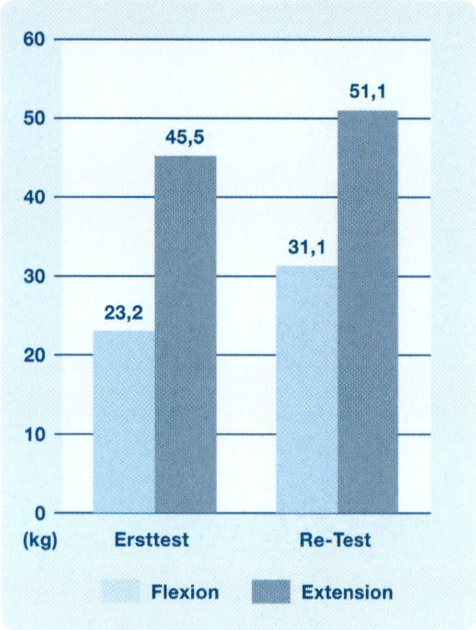

b) Veränderung der Bauch- (Flexion) und Rückenmuskulatur (Extension). Mrs.Sporty-Studie (IPN)

gruppe die Ausgangswerte am deutlichsten unter den empfohlenen Referenzwerten lagen. Im Verlauf des Trainings konnte also auch das **Kraftverhältnis** zwischen der Rücken- und Bauchmuskulatur harmonisiert werden, was ein entscheidender Faktor für einen gesunden, belastungsfähigen Rücken ist.

- Deutliche Effekte gab es auch beim **Koordinationstest**, wo die Balance und die Fähigkeit, Gelenke zu stabilisieren, geprüft wurden. Hier lagen die Werte beim Abschlusstest rund 23 Prozent über den Ausgangswerten.
- Innerhalb des Studienzeitraums verbesserte sich auch die **Beweglichkeit**, insbesondere im Bereich der Beinrückseite.
- Die objektiv gemessenen Fitness-Verbesserungen spiegelten sich aber auch subjektiv wider: Die Teilnehmerinnen stellten durchgehend eine deutliche Verbesserung ihres **Allgemeinbefindens** und der **Lebensqualität** fest.
- Die Studie lief parallel an vier Standorten. Der interne Vergleich der Ergebnisse der Teststandorte ergab gleichmäßig gute Resultate. Egal in welchem Mrs.Sporty-Club Sie trainieren, die Verbesserungen der Fitness fallen überall gleich gut aus.

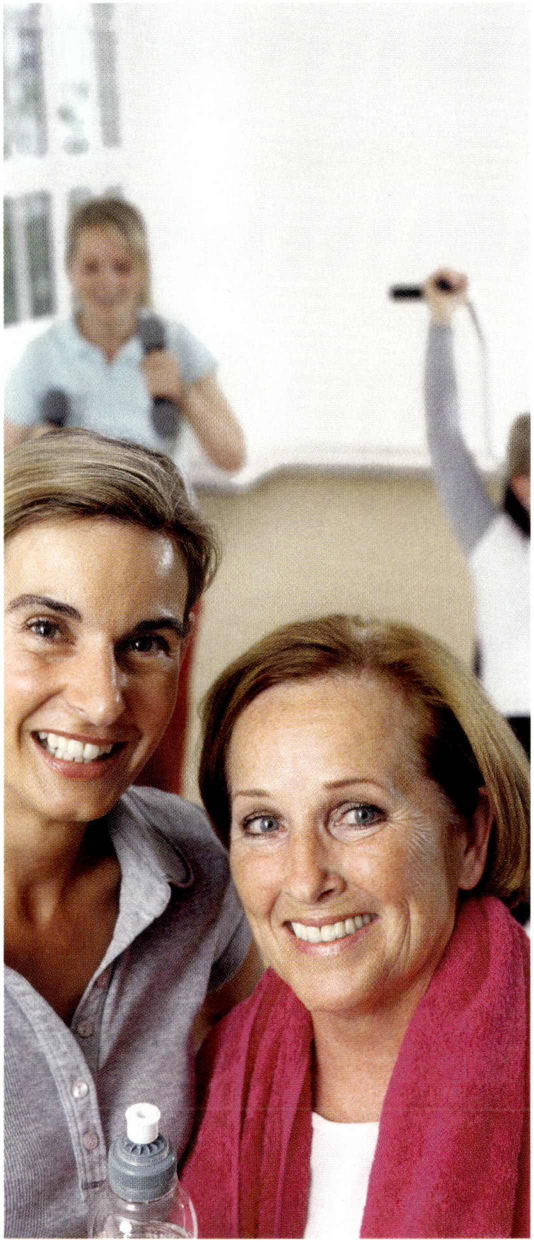

Gute Effekte für alle Altersklassen

Das durchschnittliche Alter in unserer Studiengruppe lag übrigens bei 49 Jahren. Dass gute Effekte mit dem Zirkeltraining allerdings auch bei deutlich älteren Menschen zu erwarten sind, geht aus einer japanischen Studie hervor. Dort wurde ein vergleichbares Trainingskonzept mit Menschen mit einem Durchschnittsalter von 68 Jahren getestet. Und auch hier gab es ähnlich gute Ergebnisse: Innerhalb von 12 Wochen konnten die Testpersonen ihre Ausdauerleistungsfähigkeit (maximale Sauerstoffaufnahme) um 15 Prozent verbessern, während sich der Körperfettanteil um 16 Prozent verringerte.

GUT ZU WISSEN:

- *Mit dem Zirkeltraining erreichen Einsteiger in nur 3 Monaten deutliche Verbesserungen in allen Fitness-Bereichen.*
- *Die Verbesserungen wirken sich positiv auf das Allgemeinbefinden und die Lebensqualität aus.*
- *Das Mrs.Sporty-Trainingskonzept eignet sich für alle Altersklassen.*

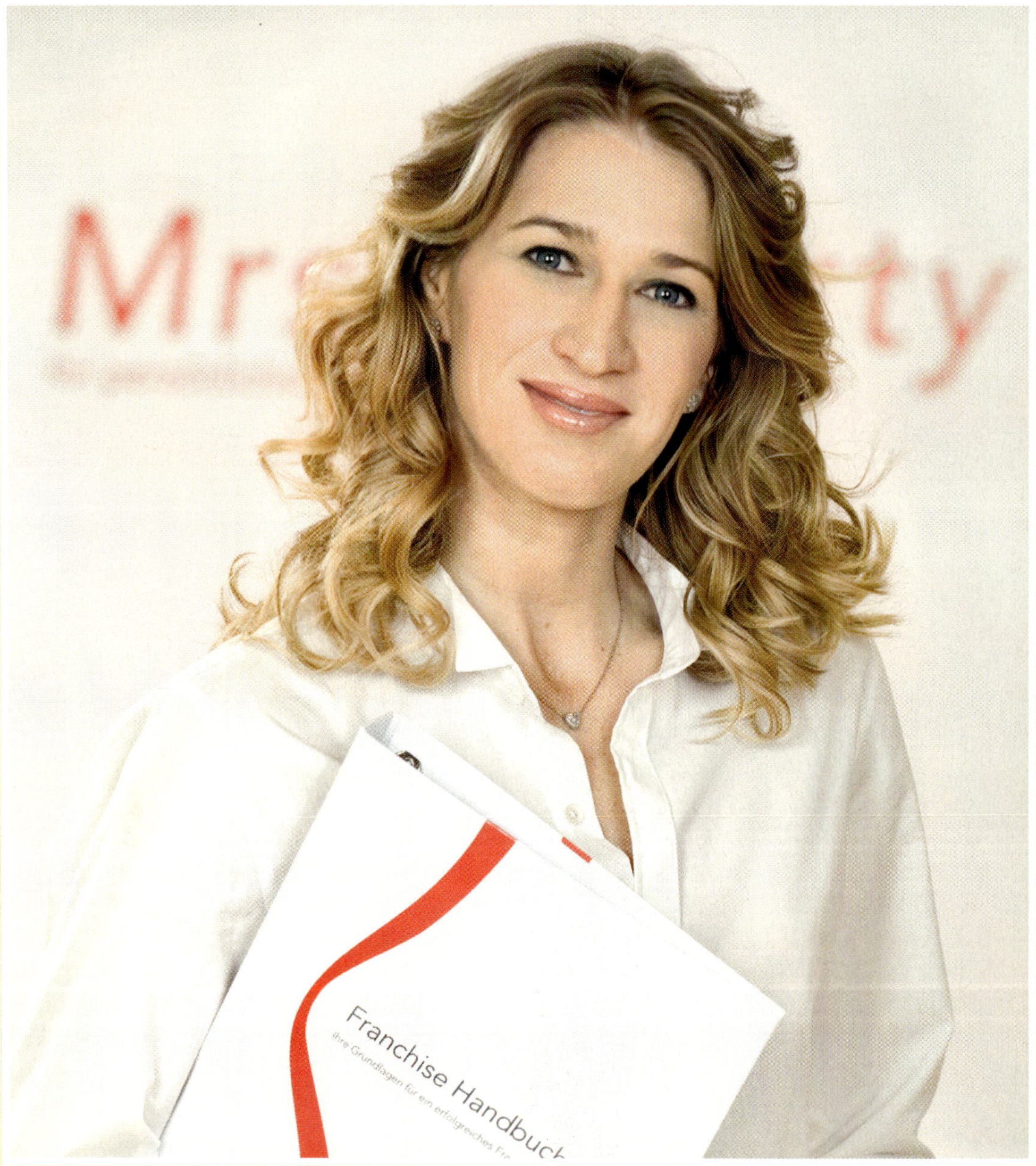
Franchise Handbuch
Ihre Grundlagen für ein erfolgreiches

Fitness-Bausteine im Alltag

Bewegungsangebote jederzeit und überall

Bonusmeilen für Ihre Fitness

Fitness ist eine Frage der Lebenseinstellung. Natürlich sagt sich das leicht, doch wie setzt man das Tag für Tag um? Und wie soll man zusätzlich zum neu erworbenen Sportprogramm noch (Bonus-) Meilen für die Fitness sammeln?

Tatsächlich gibt es jede Menge «Bewegungsbausteine» oder «Bewegungshäppchen», die man einfach und ohne großen Zeitaufwand in den Tagesablauf einstreuen kann. Ob kleine Erledigungen zu Fuß, zügiges Gehen zur Bushaltestelle oder zum Parkplatz, Treppensteigen oder der Mittags- oder Abendspaziergang: Jeder Schritt zählt. Denn mit jeder Aktivität kommen wir dem Ideal von 1500 kcal wöchentlichem Verbrauch (siehe Seite 11) einen Schritt näher. So sammelt sich «nebenbei» ein ansehnliches Bewegungspensum und damit auch ein entsprechender Kalorienverbrauch an, die Sie in Sachen Fitness und Gesundheit weiterbringen. Wir haben hier einige Tipps zusammengestellt, die jeweils eine Extraportion Bewegung in den Alltag und den Beruf bringen. Diese Aktivitäten sind – wie Sie sehen werden – auch nicht anstrengend, sondern wirken belebend.

Aktivstart: Am besten werden Sie bereits mit dem Aufstehen aktiv. Recken und Strecken (= Katzengymnastik) macht Sie wach, weckt den Kreislauf und die Gelenke.

Zähneputzen mit Trainingseffekt: Stellen Sie sich beim Zähneputzen ab und zu auf ein Bein und balancieren Sie den Körper aus. Damit haben Sie Ihr tägliches Koordinationstraining bereits absolviert.

Walking-Day: Nutzen Sie Wegstrecken (etwa zur Bushaltestelle) für eine zügige Walking-Einheit. Das regt Ihr Herz-Kreislauf-System und Ihren Stoffwechsel an und macht Sie fit und aufmerksam für den Arbeitstag.

Step-Training: Lassen Sie den Aufzug links (oder rechts) liegen und nutzen Sie jede sich bietende Treppenstufe, um Ihre Beinmuskeln zu fordern, die Blutzirkulation anzuregen und – last, but not least – Kalorien zu verbrennen.

Mini-Workouts: Einfache Fitness-Übungen lassen sich meist auch direkt am Arbeitsplatz einbauen. Gezielte Dehn- und Kräftigungsübungen (wie auf Seite 150–158 dargestellt) bieten einen guten Kontrast zu monotonem Sitzen oder Stehen, fördern die Muskeldurchblutung und beugen so der Muskelerschlaffung und -verspannung vor.

«Sport ist mein täglicher Ausgleich, den ich für mich und mein Wohlbefinden brauche und bewusst in meinen Tagesablauf integriere.» STEFANIE GRAF

	Beispiel	Mehrverbrauch (70 kg)
aktiver Start	5 Minuten zum Büro «walken»	ca. 35 kcal
Treppen nutzen	10 Etagen/Tag	ca. 25 kcal
Bonusmeilen	10 Minuten «Verdauungsspaziergang	ca. 50 kcal
aktive Pausen	5 Minuten Erledigungen zu Fuß	ca. 45 kcal
Gartenarbeit	30 Minuten anstrengend	ca. 175 kcal
spazieren gehen	15 Minuten Abendspaziergang	ca. 65 kcal

Mobiles Arbeiten: Wechseln Sie häufig die Arbeitsposition. Das gilt vor allem dann, wenn Sie viel sitzen. Dann machen sich häufige Wechsel der Sitzposition in Sachen Rückengesundheit besonders bezahlt. Am besten helfen kurze Sitzunterbrechungen, indem Sie etwa im Stehen telefonieren. Wenn Sie viel stehen müssen, sollten Sie zum Ausgleich regelmäßig die Beine entlasten: Stellen Sie ein Bein auf ein Podest, legen Sie hin und wieder Sitzpausen ein und lagern Sie die Beine dabei nach Möglichkeit auch kurz hoch, damit das Blut gut zirkulieren kann.

Venenpumpe betätigen: Damit das Blut beim Sitzen und vor allem beim Stehen nicht in den Beinen versackt, hilft ein wirksamer Trick: Drücken Sie sich mit der Kraft der Wadenmuskeln ein paar mal hoch auf die Zehenspitzen. Durch die wechselnde Muskelspannung wird das Blut aus den Venen zurück zum Herz gepumpt.

Es gibt eine ganze Reihe von Möglichkeiten im Alltag, die man als «Aktivpausen» nutzen kann. Mit diesen «Bonusmeilen» steigern Sie einerseits Ihren Kalorienverbrauch und entlasten andererseits Ihren Rücken und die Gelenke.

Damit Sie sich ein konkretes Bild machen können, wie deutlich sich ein aktiver Lebensstil tatsächlich in der Kalorienbilanz auswirkt, haben wir den Energieverbrauch exemplarisch in der Tabelle zusammengestellt. In diesem Beispiel gelingt es, allein mit Alltagsaktivitäten einen großen Teil des gesundheitlich empfohlenen Energieverbrauchs zu decken. An dieser Stelle wollen wir jedoch nicht verschweigen, dass ein gezieltes Training wie die verschiedenen Zirkel gezielter und effektiver ist. Optimal ist letztlich die Kombination aus Zirkeltraining und regelmäßigen Aktivitäten im Alltag.

GUT ZU WISSEN:

- *Bonusmeilen für Ihre Gesundheit: jeder Schritt zählt!*
- *Suchen Sie die Bewegungsmöglichkeiten im Alltag.*
- *So schaffen Sie nebenbei einen beträchtlichen Anteil des täglichen Bewegungssolls.*

Die Bauchmuskeln kräftigen

Gerade wenn Sie viel sitzen, sind Ihre Bauchmuskeln chronisch unterfordert. Denn sie sind in der Sitzposition völlig entspannt und verlieren dadurch auf Dauer an Grundspannung und Kraft.

Am besten lassen Sie es erst gar nicht so weit kommen und trainieren sie ganz gezielt auf. Wie gut, dass es effektive Übungen gibt, die Sie auch im Sitzen – also nebenbei, vielleicht ja auch während der Arbeit – durchführen können. Sie alle wirken nicht nur einer Bauchmuskelerschlaffung entgegen, sondern sind gleichzeitig auch eine willkommene Abwechslung für den Rücken.

Angesprochene Muskulatur: Mit dieser Übung kräftigen Sie die gesamte Bauchmuskulatur, die dabei von der Hüftbeugemuskulatur unterstützt wird.

Und so geht's: Rutschen Sie an den vorderen Rand der Sitzfläche. Halten Sie sich seitlich oder vorn am Sitz fest und richten Sie den Oberkörper betont auf. Spannen Sie hierzu die Bauchmuskeln aktiv an und ziehen Sie die Schulterblätter zur Wirbelsäule.

Heben Sie nun die angewinkelten Beine an, bis die Knie ungefähr in Brusthöhe sind. Senken Sie dann die Knie wieder ab, ohne die Füße auf dem Boden aufzusetzen.

Führen Sie Bewegung langsam und in kleinen Bewegungsradien durch. Halten Sie den Rücken dabei ununterbrochen aufgerichtet.

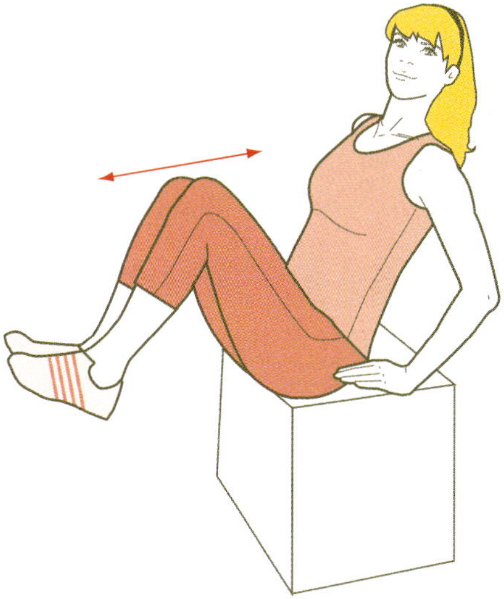

Übung 2

Den Rücken strecken

Wenn Sie Ihrem Rücken etwas Gutes tun möchten, sollten Sie jede Gelegenheit nutzen und vor allem monotones Sitzen vermeiden. Das erreichen Sie, indem Sie einerseits Ihre Sitzhaltung immer wieder verändern und andererseits mit speziellen Übungen wie dieser ganz gezielt einen Kontrast zur Sitzhaltung herstellen. Unsere Übung wirkt dabei doppelt: Sie streckt nicht nur die Wirbelsäule, sondern kräftigt gleichzeitig auch noch die Rückenmuskeln, die maßgeblich für eine aufrechte Sitzhaltung verantwortlich sind.

Angesprochene Muskulatur: Diese Übung kräftigt Rückenstrecker sowohl im Bereich der Lenden- als auch der Brustwirbelsäule.

Und so geht's: Rutschen Sie auf einem Stuhl nach vorn an den Rand der Sitzfläche. Nehmen Sie die Beine etwas nach außen und kippen Sie den Oberkörper mit geradem Rücken leicht nach vorn.

Strecken Sie in dieser Position einen Arm schräg nach oben, den anderen Arm nach hinten und unten in Verlängerung der Wirbelsäule. Führen Sie diese Übung im diagonalen Wechsel durch.

Achten Sie während der gesamten Übung darauf, dass Sie den Rücken gerade halten und mit der Armbewegung noch etwas mehr strecken. Dabei sollten Sie ganz bewusst die erhöhte Spannung in den Rückenmuskeln spüren.

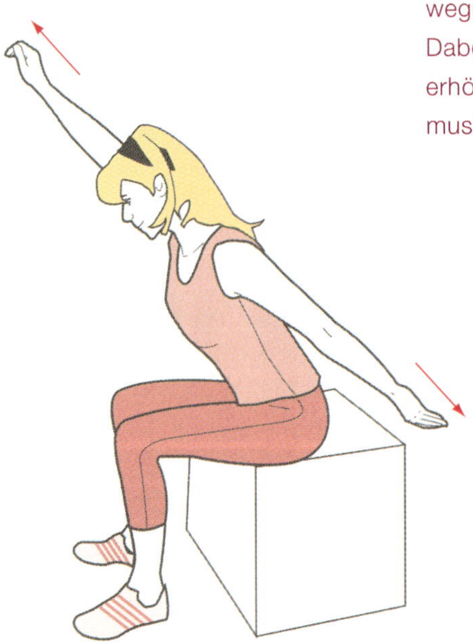

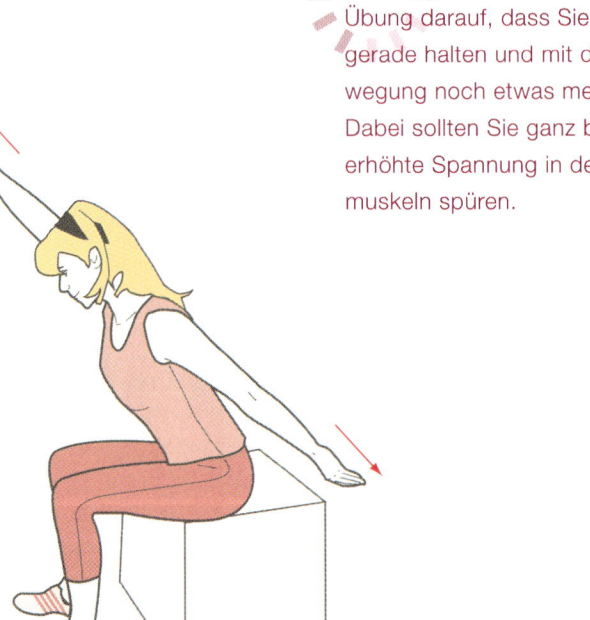

Die Hüftbeuger dehnen

Diese Dehnübung ist besonders wichtig, da beim Sitzen die Hüftbeugemuskulatur (sie verläuft zwischen den Oberschenkeln und der Lendenwirbelsäule) permanent angenähert («verkürzt») ist und dadurch auf Dauer an Dehnfähigkeit verliert. Ist das der Fall, ziehen die Hüftbeuger die Lendenwirbelsäule in Richtung Hohlkreuz, was die Bandscheiben zusätzlich belastet.

Angesprochene Muskulatur: Mit dieser Übung verbessern Sie die Dehnfähigkeit der Hüftbeuger und wirken damit Problemen im Bereich der Lendenwirbelsäule aktiv entgegen.

Und so geht's: Stellen Sie sich rückwärts vor einen Hocker und platzieren Sie einen Unterschenkel auf der Sitzfläche des Hockers. Nehmen Sie die Hände seitlich an die Hüfte und richten Sie den Oberkörper auf.

Um die Hüftbeuger zu dehnen, senken Sie das Becken langsam und kontrolliert in Richtung Boden ab, indem Sie das vordere Knie mehr und mehr beugen.

Halten Sie den Rücken stets gerade und vermeiden Sie Ausweichbewegungen zur Seite, nach vorn oder hinten. Spüren Sie nach, wie die Muskeln im Hüft- und vorderen Oberschenkelbereich gedehnt werden.

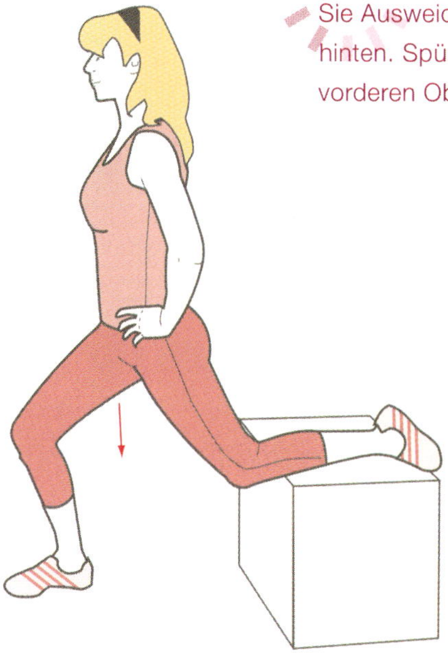

Übung 4

Die Dehnung des Schulter-Nacken-Bereichs

Wer viel sitzt, dem sind Verspannungen im Schulter-Nacken-Bereich wahrscheinlich nur allzu bekannt. Die empfindlichen Muskeln dieser Region sind mit zunehmender Sitzdauer in ihrer Halte-Arbeit überfordert und reagieren mit Verspannungen und Schmerzen. Gezielte Dehnübungen sind ein wirkungsvoller Ausgleich, da sie wohltuend entspannend wirken. Wer diese Nackenverspannungen jedoch dauerhaft in den Griff bekommen möchte, sollte diese Muskeln nicht nur entspannen, sondern auch kräftigen (siehe Übungen Seite 66, 78, 90).

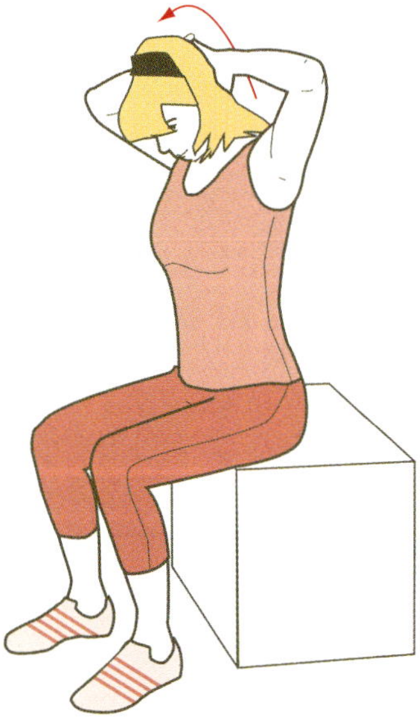

Angesprochene Muskulatur: Sie dehnen mit dieser Übung Muskeln, die im Nacken beziehungsweise entlang der Halswirbelsäule verlaufen.

Und so geht's: Setzen Sie sich betont aufrecht auf einen Hocker. Halten Sie den Rücken gerade und richten Sie Ihren Blick nach vorn.

Nehmen Sie die Hände an den Hinterkopf und ziehen Sie den Kopf langsam und vorsichtig mit dem Kinn voran in Richtung Brust. Halten Sie die Dehnung über 3 bis 4 Atemzüge und führen Sie den Kopf dann wieder in die Ausgangsposition zurück. Wiederholen Sie diese Abfolge mehrfach.

Führen Sie die Bewegung vorsichtig und ohne jeden Schwung durch; sie darf auf keinen Fall schmerzen.

Freizeitsport und Mrs.Sporty

Haben Sie sich beim Lesen auch schon gefragt, ob und wie das Mrs.Sporty-Training zu anderen sportlichen Aktivitäten in der Freizeit passt? Unsere Antwort darauf ist kurz und prägnant: Das passt perfekt! Denn mit dem Mrs.Sporty-Zirkeltraining können Sie jede Freizeitsportart wirkungsvoll unterstützen. Selbst wenn Sie – aus welchen Gründen auch immer – schon länger keinen regelmäßigen Sport mehr getrieben haben, schaffen Sie mit dem Zirkeltraining nach und nach wieder die Voraussetzungen, um vielleicht eine ehemalige Lieblingssportart wiederaufzunehmen. Oder aber Sie trauen sich an eine neue Sportart heran, die Sie schon immer mal kennenlernen und ausüben wollten. Wie dem auch sei: Wir haben festgestellt, dass unser Zirkeltraining vielen Frauen neue (Sport-) Welten öffnet, zumal sie mit Hilfe ihres neugewonnenen Wohlbefindens auch wieder mehr

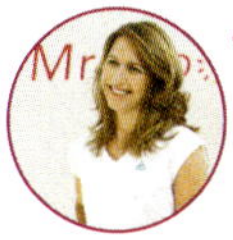

«Ich versuche vier- bis fünfmal in der Woche circa 40 Minuten Sport zu treiben. Dadurch bekomme ich unheimlich viel Energie, die ich für die Familie, meine Stiftung und meine Projekte brauche.» **STEFANIE GRAF**

Sportart	Energieverbrauch (30 Minuten)*	Ausdauer	Kraft	Koordination	Beweglichkeit
Radfahren	210 kcal	●	◉	○	○
Walking	230 kcal	●	○	○	○
Nordic Walking	250 kcal	●	○	◉	○
Jogging	330 kcal	●	○	○	○
Inline-Skating	230 kcal	●	○	●	○
Krafttraining	200 kcal	○	●	○	○
Gymnastik	195 kcal	○	◉	◉	◉
Mrs.Sporty-Zirkeltraining	300 kcal	●	●	◉	◉
Skilaufen (Alpin)	180 kcal	○	◉	●	○
Tennis	230 kcal	◉	◉	●	◉

*** Durchschnittlicher Kalorienverbrauch bei typischen Freizeitsportarten (Beispiel: 70 kg Körpergewicht)**

● großer Effekt ◉ mittlerer Effekt ○ geringer oder kein Effekt

Tatendrang, Neugierde und jede Menge Energie verspüren.

Das Zirkeltraining ist dabei die entscheidene Grundlage, denn es schafft einen harmonischen Ausgleich zu den meisten Freizeitsportarten, bei denen die Fitness nicht ganz so ausgewogen, oft sogar einseitig trainiert wird. Wer beispielsweise gern Fahrrad fährt, trainiert damit zwar seine Ausdauer, tut gleichzeitig aber nichts für seinen Rücken oder seine Beweglichkeit. Hier greift dann das Mrs.Sporty-Zirkeltraining.

Dasselbe gilt natürlich auch, wenn Sie neben dem Zirkeltraining bereits anderen Freizeitsportarten nachgehen.

Kombitraining mit Maß

Wichtig ist jedoch, dass Sie Zirkeltraining und Freizeitsportart so aufeinander abstimmen, dass zwischen den einzelnen Aktivitäten ausreichend Zeit für die Regeneration bleibt. Platzieren Sie deshalb anstrengende Aktivitäten nicht an direkt aufeinanderfolgenden Tagen. Langfristig wäre es optimal, wenn Sie zweimal wöchentlich Ihr Zirkeltraining durchführen und dazu dann noch ein- bis zweimal pro Woche die andere(n) Freizeitsportart(en) ausüben (mit je einem Tag Pause dazwischen). Auf diese Weise haben Sie garantiert kein Problem, das gesundheitlich empfohlene Bewegungspensum von 1500 kcal wöchentlich zu erreichen.

GUT ZU WISSEN:

- *Betrachten Sie das Mrs.Sporty-Zirkeltraining als eigenständige Sportart.*
- *Das Zirkeltraining eignet sich hervorragend als Ausgleich und Ergänzung klassischer Freizeitsportarten.*
- *In der Kombination erreichen Sie besonders leicht das gesundheitlich empfohlene Bewegungspensum.*

Gesunde Ernährung

Das Wichtigste kompakt

Zu einem aktiven, gesundheitsbewussten Lebensstil gehört auch eine ausgewogene Ernährung. Eine Ernährung, die Sie vital und leistungsfähig hält und in Ihrem Trainingsvorhaben optimal unterstützt. Wir möchten Ihnen hierzu das Wichtigste rund ums Thema kurz und bündig vermitteln.

Dabei haben wir immer auch im Blick, dass vielen Frauen die Gewichtskontrolle ein wichtiges Anliegen ist. Was Sie mit Hilfe des Mrs.Sporty-Konzepts mit regelmäßiger Bewegung beziehungsweise einem gezielten Trainingsprogramm erreichen können und wie das geht, haben Sie bereits erfahren. Wie Sie parallel dazu auch über Ihre Ernährung aktiv werden können, schildern wir Ihnen zum Abschluss dieses Kapitels.

Der Mix macht's

Als übergeordnete Leitlinie empfehlen wir Ihnen eine kohlenhydratbetonte und fettbewusste Ernährung, bei der hochwertige Eiweiße eine große Rolle spielen. Im richtigen Verhältnis kombiniert, versorgen sie den Körper mit allen wichtigen Nährstoffen. Das macht ihn leistungsfähig und schafft damit die besten Voraussetzungen für unser Bewegungsprogramm. Was wir unter diesem Mix verstehen und wie er funktioniert, erfahren Sie nun anhand der einzelnen Produktgruppen.

«Heute wie damals ist Sport ein wichtiger Teil in meinem Leben. Denn ich weiß, dass gesunde Ernährung und Sport die Basis für mein persönliches Wohlbefinden sind.»

STEFANIE GRAF

Gemüse und Obst

Pflanzliche Kost sollte den größten Teil Ihrer Ernährung ausmachen, denn sie ist extrem reich an Vitaminen und Mineralstoffen. Ganz wichtig sind auch die darin enthaltenen sogenannten sekundären Pflanzenstoffe, die das Immunsystem stärken, zellschädigende freie Sauerstoffradikale binden und sogar vor bestimmten Krebserkrankungen schützen können.

Deshalb sollten Sie täglich Gemüse, Salat und Früchte genießen. Kaufen Sie am besten saisonale Produkte, immer frisch und wenn möglich aus heimischem Anbau. Besonders gute Fitmacher sind zum Beispiel Gemüsepaprika und Brokkoli sowie Äpfel und Pflaumen.

Brot und Getreide

Sie enthalten reichlich Kohlenhydrate, unseren wichtigen Treibstoff für körperliche und auch geistige Leistungen. Die Kohlenhydrate liefern Energie in Form von Zucker, der unterschiedlich komplex aufgebaut sein kann und dementsprechend mehr oder weniger schnell ins Blut gelangt. Feingemahlenes Getreide wie etwa in Weißbrot enthält Stärke, die zu 100 Prozent aus Glukose besteht und nur wenig an Ballaststoffe gebunden ist. Sie kann vom Darm besonders schell aufgeschlossen und verwertet werden und lässt deshalb den Blutzuckerspiegel stark ansteigen. Der Körper reagiert darauf mit einer hohen Insulinausschüttung, um den rapiden Zuckeranstieg schnell wieder zu beseitigen. In der Folge kommt es dann meist sehr schnell erneut zu einem Hungergefühl.

Wesentlich günstiger sind hier Vollkornprodukte beziehungsweise Körnerbrot. Sie enthalten größere Stärketeile, die an viele Ballaststoffe gebunden sind. Ihre Verdauung benötigt viel mehr Energie und geht deshalb langsamer vonstatten, wodurch der Blutzuckerspiegel nur mäßig ansteigt. Die Insulinreaktion fällt deshalb wesentlich geringer aus, und der Sättigungseffekt hält länger an. Der hohe Ballaststoffanteil fördert zudem die Verdauung.

«Als Eltern haben wir die Chance, unseren Kindern ein Vorbild zu sein. Sport und eine gesunde Ernährung sind für unsere Familie ein natürlicher Teil unseres Lebens.»
STEFANIE GRAF

Wenn wir hier von (Ganz-)Körnerbrot sprechen, meinen wir nicht Brote oder Brötchen, bei denen lediglich außen einige Körner «aufgeklebt» sind. Vor allem innen sollten möglichst viele ganze Körner enthalten sein – eben «Vollkorn».

Gut geeignet zum *Frühstück* ist natürlich auch ein ungezuckertes Müsli, das Sie mit Nüssen und frischem Obst zubereiten können. Optimale Kohlenhydrat-Bringer für das *Mittag- und Abendessen* sind Pellkartoffeln und Naturreis.

Fisch und Fleisch

Proteine sind wertvolle Baustoffe für unseren Körper. Fisch und Fleisch beliefern uns mit tierischem Eiweiß, das besonders leicht vom Körper verwertet werden kann. Außerdem enthalten sie viele wichtige Vitamine und Mineralstoffe.

Beim Fleischkauf sollten Sie fettarme Stücke wie zum Beispiel Filets bevorzugen und fettreiches Fleisch (etwa Koteletts) meiden. Gehen Sie sparsam mit Wurst und Aufschnitt um, da beides in der Regel sehr viele (versteckte) Fette enthält und deshalb – genau wie fettreiches Fleisch – den Cholesterinspiegel steigen lässt.

Gute Alternativen zum Fleisch sind fettarmes Geflügel wie zum Beispiel Putenbrust oder Fisch. Besonders empfehlenswert sind Kaltwasserfische wie Lachs, Makrele und Hering. Sie sind zwar relativ fett, dafür sind ihre Fette besonders gesund, da sie reich an wertvollen Omega-3-Fettsäuren sind. Diese Fettsäuren schützen Herz und Gefäße und sollten daher häufiger auf dem Speiseplan stehen.

Tipp: Fisch hält fit: Aus gesundheitlicher Sicht sollten Sie pro Woche zwei Fischmahlzeiten einplanen.

Gute Fette

Fett ist das Lebensmittel mit der höchsten Nährstoffdichte. Es liefert uns pro Gramm 9 Kilokalorien, mehr als doppelt so viel wie dieselbe Menge an Kohlenhydraten oder Eiweiß. Entsprechend sparsam sollte man damit umgehen.

In Sachen Fett kommt es natürlich auf die Menge an, doch auch die Qualität der Fette spielt eine wichtige Rolle. Greifen Sie wenn möglich immer zu ungesättigten Fettsäuren, wie Sie in Pflanzenölen, Fischen und Nüssen vorkommen. Besonders empfehlenswert ist Leinsamenöl mit einem sehr hohen Anteil an Omega-3-Fettsäuren, aber auch Raps-, Oliven- und Walnussöl.

Meiden Sie dagegen Fette und Produkte, die viele gesättigte Fettsäuren enthalten (zum Beispiel Butter, Wurst oder Käse).

Ungesättigte Fettsäuren, wie sie in Oliven, Pflanzenölen, Avocados und Nüssen vorkommen, sind besonders herzfreundlich. Gesättigte Fettsäuren hingegen lösen die Produktion des «schlechten» LDL-Cholesterins aus, das auf Dauer die Arterien verengt. Sie sollten deshalb nur eingeschränkt zum Einsatz kommen.

Milchprodukte

Sie enthalten wertvolles Eiweiß und viel Kalzium, von denen Letzteres ein enorm wichtiges Mineral für die Festigkeit unserer Knochensubstanz ist. Gute Kalziumquellen sind Milch, Quark, Joghurt und Käse.

Auch bei den Milchprodukten sollten Sie darauf achten, dass Sie möglichst fettarm sind, wie das etwa bei Magerquark der Fall ist. Empfehlenswert sind auch mit lebenden Milchsäurebakterien angereicherte probiotische Joghurtgetränke, die helfen, Ihre Immunabwehr zu stärken.

Training und Essen

Hungrig oder gar mit nüchternem Magen sollten Sie nicht trainieren. Ihr Körper kann nur dann gute Leistungen bringen, wenn ihm während des Zirkeltrainings auch genügend «Treibstoff» zur Verfügung steht. Dafür braucht er ausreichend Kohlenhydrate, die er beispielsweise aus Vollkornbrot, Nudeln oder Kartoffeln bezieht. Besteht (etwa durch eine strenge Diät) ein akuter Kohlenhydratmangel, greift der Körper im Extremfall seine körpereigenen Proteine an und baut daher Muskeln ab statt auf.

Sie können daher durchaus vor dem Training noch einen kleinen Snack etwa in Form eines Vollkornriegels zu sich nehmen. Die letzte größere Mahlzeit sollte jedoch mindestens zwei bis drei Stunden zurückliegen, damit der Körper beim Training nicht mehr mit der Verdauung beschäftigt ist.

Positive Eiweißbilanz, Kalzium für die Knochen

Um Ihr Training optimal zu unterstützen, vor allem aber um Muskulatur aufzubauen, sollten Sie eine positive Eiweißbilanz aufweisen. Das gelingt, indem Sie täglich pro Kilogramm Körpergewicht etwa 1 Gramm Eiweiß zu sich nehmen. Wenn Sie, um dieses Ziel zu erreichen, regelmäßig zu Fisch, Fleisch, Geflügel oder Milchprodukten (vor allem

Magerquark) greifen, sollte es kein Problem sein, diese Untergrenze zu erreichen.

Milchprodukte haben darüber hinaus den Vorteil, dass sie zusätzlich noch reich an Kalzium sind, was wiederum der Stabilität Ihrer Knochen – gerade im Hinblick auf eine Osteoporose-Prophylaxe – dient. Spezielle Eiweißdrinks oder Proteinriegel können helfen, sind jedoch nicht unbedingt nötig.

Regelmäßig essen

Achten Sie auch auf regelmäßige Essenszeiten, damit Ihr Körper auch in dieser Beziehung seinen Rhythmus findet. Ansonsten kann es zu starken Blutzuckerschwankungen kommen, die insgesamt ungünstig für die Stoffwechselgesundheit sind. Nehmen Sie möglichst abends keine energiereichen Mahlzeiten mehr zu sich. Dem Körper steht sonst zu viel Energie zur Verfügung, die er nachts nicht benötigt und deshalb besonders leicht als Fett speichert. Besonders günstig sind abends hingegen eiweißreiche Mahlzeiten wie beispielsweise ein Salat mit Putenbrust oder Rohkost mit einem Quarkdip. Sie rufen nur eine geringe Insulinreaktion hervor, was eine wichtige Grundvoraussetzung dafür ist, dass Ihr Körper die nächtliche Fettverbrennungsphase optimal nutzen kann. Denn nachts, wenn die Reparatur- und Regenerationsprozesse im Körper ablaufen, kann Ihr Körper sich die dafür notwendige Energie aus den eigenen Fettdepots holen. Das klappt aber nur, wenn der Insulinspiegel niedrig ist. Bei einem hohen Insulinspiegel, wie es nach einer kohlenhydratreichen Abendmahlzeit der Fall wäre, wären die Fettdepots verschlossen und damit die nächtliche Fettverbrennung blockiert.

Kalorienbalance

Möchten Sie Ihr Gewicht kontrollieren beziehungsweise reduzieren, ist das übergeordnete Prinzip so einfach wie logisch: Wenn Sie genau so viel Kalorien zu sich nehmen, wie Sie verbrauchen, halten Sie Ihr Gewicht. Wenn Sie mehr essen, als Sie verbrauchen, nehmen Sie zu. Wenn Sie weniger essen, als Sie verbrauchen, nehmen Sie ab. Dabei spielt natürlich nicht nur Quantität, sondern auch Qualität eine wichtige Rolle, um sich insgesamt gesund zu ernähren.

Schlankes Geheimnis: mehr verbrauchen – weniger zuführen

Wer abnehmen möchte, erzielt die besten Resultate, wenn er seinen Energieverbrauch durch Bewegung erhöht und gleichzeitig die zugeführte Kalorienmenge etwas reduziert. Wenn wir – der Einfachheit halber – davon ausgehen, dass wir mit unseren Trainingsempfehlungen etwa rund 1500 kcal pro Woche zusätzlich an Energie verbrennen, entspricht das einem Tagesmehrverbrauch von über 200 kcal. Wenn es Ihnen gelingt, parallel dazu täglich etwa 500 kcal beim Essen einzusparen, kommen Sie mit einer täglichen «negativen Energiebilanz» von insgesamt gut 700 kcal am Ende heraus. Das geht ohne großen Verzicht, indem Sie «Kalorienbomben» durch weniger energiehaltige Lebensmittel ersetzen. Oft schmecken die Alternativen sogar besser und sind insgesamt gesünder. Hierzu einige Beispiele:

Produkt	Energiemenge (kcal)	Gesparte Kalorien (kcal)
1 Croissant (45 g)	177	92
Roggen-Vollkornbrot (45 g)	85	
Salami (30 g)	115	40
Lachsschinken (30g)	75	
Blauschimmelkäse, 70% i.Tr. (30 g)	139	99
Körniger Frischkäse, 30% i.Tr. (30 g)	40	
Schweineschnitzel, paniert (125 g)	287	157
Putenbrust/-schnitzel (125 g)	130	
Sahnejoghurt (150 g)	185	120
Magermilchjoghurt (150 g)	65	
Schoko-Sahne-Torte (120 g)	470	254
Zwetschgenkuchen (120 g)	216	

So oder durch ähnliche Tauschgeschäfte lässt sich ohne Verzicht eine erhebliche Kalorienmenge einsparen. Sie brauchen dazu noch nicht einmal die Kalorienangaben auf den Verpackungen zu studieren. Denn Sie sehen bei unseren Austauschbeispielen bereits auf den ersten Blick: Entscheidend gespart wird hier beim Fett! Behalten Sie diesen Aspekt beim Einkauf also besonders im Auge, dann liegen Sie garantiert richtig.

Schluss mit Kalorienzählen

Kalorienzählen entspricht nicht unserem Ansatz – und das schon gar nicht auf Dauer. Mit dem richtigen Bewegungskonzept rückt die Frage nach dem Kaloriensparen auch immer mehr in den Hintergrund. Viel wichtiger ist es – solange Sie sich im Großen und Ganzen an die Grundregeln einer gesunden Ernährung halten –, dass Sie dauerhaft einen aktiven Lebensstil pflegen. Denn so verbrennen Sie viele Bewegungskalorien und bleiben auf natürliche Weise vital, schlank und gesund.

GUT ZU WISSEN:

- *Ernähren Sie sich gesund: kohlenhydratbetont, mit hochwertigem Eiweiß und mit einem kritischen Blick auf die Fette.*
- *Kalorien sparen geht am einfachsten mit einem gezielten Austausch von Produkten.*
- *Bewusste Ernährung mit regelmäßiger Bewegung macht fit und schlank.*
- *Mit einem gesundheitsbewussten Lebensstil können Sie «20 Jahre 40 bleiben».*

Wasser – Quelle der Gesundheit

Alles im Fluss halten

Neben Sauerstoff ist Wasser unser wichtigstes Lebenselixier und eine Grundvoraussetzung dafür, dass Sie gesund, leistungsfähig und attraktiv bleiben. Fehlt dem Körper Flüssigkeit, macht sich das gleich mehrfach negativ bemerkbar. So verschlechtern sich beispielsweise die Durchblutung sowie der Sauerstoff- und Nährstofftransport. Aber auch der Feuchtigkeitshaushalt der Haut leidet, was sich mit vermehrter Faltenbildung und schnellerer Hautalterung bemerkbar macht.

So viel Flüssigkeit muss sein

Etwa 2 Liter Flüssigkeit täglich ist das Minimum, das Sie idealerweise in Form von 10 Gläsern (zu je 0,2 Litern) gleichmäßig über den Tag verteilt trinken sollten. Wenn Sie Sport treiben oder allgemein viel schwitzen, ist der Bedarf entsprechend höher. Um den Flüssigkeitsverlust bei unserem Zirkeltraining auszugleichen, empfehlen wir, zusätzlich einen halben Liter zu trinken, möglichst direkt nach dem Training. Dadurch erhöht sich Ihre Flüssigkeitszufuhr an Trainingstagen auf 2,5 Liter.

Leider ist unser Durstgefühl nicht immer zuverlässig und nimmt mit zunehmendem Alter sogar ab. So verspüren wir Durst normalerweise erst dann, wenn wir bereits 0,5 bis 1 Liter Flüssigkeit verloren haben. Und das ist deutlich zu spät. Warten Sie also nicht erst, bis Ihr Körper Sie zum Trinken auffordert, sondern machen Sie es sich zur Gewohnheit, regelmäßig und damit rechtzeitig Flüssigkeit zuzuführen.

Wasser: Durstlöscher und Schlankmacher in einem

Wasser ist der optimale Durstlöscher und enthält dabei garantiert null Kalorien. Bei der Auswahl von Mineralwasser sollten Sie auf einen hohen Kalzium- und Magnesiumanteil achten, während der Natriumgehalt möglichst gering ausfallen sollte.

Und es gibt noch weitere Neuigkeiten: Wissenschaftler haben herausgefunden, dass Wasser auch hilft, schlank zu werden oder zu bleiben, indem es den Stoffwechsel ankurbelt. Wer entsprechend unserer Empfehlung täglich mindestens 2 Liter trinkt, verbraucht 100 zusätzliche Kalorien, und das Tag für Tag. Außerdem hilft Wasser auch gegen Hunger. Bereits ein Glas, vor dem Essen getrunken, füllt den Magen schon ein wenig und wirkt dadurch wie eine Appetitbremse.

GUT ZU WISSEN/FACTS:

- *Trinken Sie täglich mindestens 2 Liter.*
- *Wenn Sie unser Zirkeltraining durchführen, steigt der Bedarf auf 2,5 Liter an.*
- *Trinken Sie rechtzeitig, nicht erst wenn der Durst sich meldet.*
- *Bevorzugen Sie Wasser als Durstlöscher.*

Zeit für Körper und Seele

Mehr als nur Bewegung

Wir haben uns in den vorausgehenden Kapiteln in erster Linie dem Thema «gesunde Bewegung» gewidmet, was ja auch Hauptanliegen und zentrale Botschaft dieses Buches ist. Dabei haben Sie Hintergrund und praktische Umsetzung des Zirkeltrainings kennengelernt, sodass es nun an der Zeit ist, einmal den Blick über den (sportlichen) «Tellerrand» hinausschweifen zu lassen. Denn es gibt durchaus Prinzipien für ein Gesundheitstraining, die über das Gesagte und rein Sportliche hinausgehen. Hier sind vor allem die Wechselwirkungen von Bewegung und Psyche beziehungsweise Immunsystem zu nennen.

Anspannung und Entspannung – zwei, die zusammengehören

Natürlich möchten Sie durch Ihr Training zuverlässig gewisse Ziele (etwa einen attraktiven Körper oder mehr Gesundheit) erreichen. Die dafür notwendigen Anpassungen des Körpers – also die Trainingseffekte – vollziehen sich aber nicht während des Trainings selbst, sondern erst in den darauffolgenden Regenerationsphasen. Wenn man dem Körper dafür nicht genügend Ruhe und Entspannung gönnt, kann er auch nicht in der gewünschten Weise reagieren, und die Trainingseffekte fallen entsprechend kleiner aus. Dabei geht es sowohl um die Dauer der Regeneration als auch um deren Qualität.

Neben der Dauer ...

Wenn Sie das Zirkeltraining, wie von uns empfohlen, mit drei Einheiten gleichmäßig über die Woche verteilen, können Sie sicher sein, dass die Regenerationspausen zwischen den Trainingseinheiten ausreichen. Ihr Körper kann sich bis zum nächsten Training wieder vollständig erholen (siehe Seite 21). Das gilt übrigens auch, wenn Sie zusätzlich körperlich aktiv sind, also zwischen den Trainingseinheiten zum Walken gehen oder im Garten arbeiten. Wichtig ist dabei nur, dass Sie locker und relaxt ans Training herangehen und sich nicht extrem anstrengen. Wer beispielsweise gut trainiert ist und häufig joggen geht, bei dem spricht nichts dagegen, dies in mäßigem Tempo zu tun. Wer dagegen völlig untrainiert ist und sich deshalb selbst bei leichtem Joggen völlig auspowern würde, sollte das lieber seinlassen.

... zählt auch die Qualität der Regeneration

Ebenso wichtig ist es, für ausreichend Schlaf zu sorgen, was vor allem für die Trainingstage gilt. Denn nachts führt Ihr Körper seine «Aufräum- und Baumaßnahmen» durch. Dabei werden die beanspruchten Muskeln nicht nur «repariert», sondern nach und nach über das Ausgangsniveau hinaus verbessert beziehungsweise gestärkt. Doch diese nächtlichen Regenerations-Aktivitäten haben noch einen weiteren Effekt: Ihr Körper bezieht die dafür notwendige Energie zu 70 bis

80 Prozent aus seinen Fettdepots, während der entsprechende Ruhe-Grundumsatz am Tag nur zwischen 20 und 30 Prozent anteiliger Fettverbrennung liegt. Der Rest der benötigten Energie wird jeweils über die Kohlenhydratverbrennung gedeckt.

Das bedeutet, dass Ihr Körper nachts besonders gut Fett verbrennen kann. Diesen Effekt sollten Sie nutzen, indem Sie für ausreichenden, ungestörten Schlaf sorgen. Die Intensität der Fettverbrennung lässt sich durch ein Training sogar noch erhöhen, da der Körper nachts umso mehr zu tun hat, wenn er im Tagesverlauf körperlich gefordert wurde.

Für die Fettverbrennung besonders effektiv ist übrigens ein Muskelaufbautraining, wie Sie es im Rahmen des Zirkeltrainings kennengelernt haben. Denn danach ist der «Reparatur- und Baustoffwechsel» des Körpers besonders gefordert, wodurch viel Fett als Energielieferant aus den Depots abgezogen wird.

Aktiver Stressausgleich

Bewegung ist nachweislich aber auch der effektivste Weg, um Stress abzubauen. Und so geht's: Negative Stressoren, wie sie uns im Alltag bei der Arbeit oder im Privatleben manchmal begegnen, führen zur Ausschüttung von Hormonen (beispielsweise Cortisol). Werden diese kontinuierlich über längere Zeit ausgeschüttet, können sie krank machende Prozesse im Herz-Kreislauf-System, im Stoffwechsel oder Immunsystem in Gang setzen. Wenn Sie – gerade in solchen Phasen – Ihre Muskulatur trainieren, können Sie die gestaute Stressenergie regelrecht im Muskel «verbrennen». Hinzu kommt, dass nach einer absolvierten Trainingseinheit so manches Problem schon wieder ganz anders aussieht und vielleicht weniger belastend erscheint.

Damit Bewegung tatsächlich als Stressausgleich wirken kann, muss sie insgesamt als angenehm und wohltuend empfunden werden. Das Training darf also nicht selbst zum Stressor werden. Das wäre der Fall, wenn Sie sich überanstrengen oder Ihr Training mit übertriebenem Ehrgeiz angehen und sich dabei selbst zu sehr unter Druck setzen. Deshalb sollten Sie sich nicht

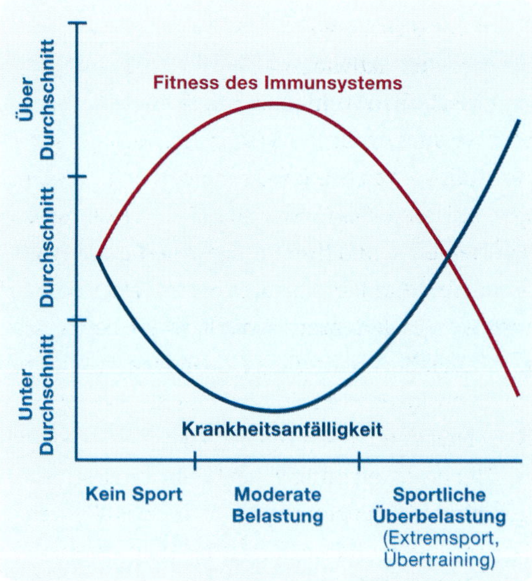

Die Wechselwirkung zwischen Bewegung und Immunabwehr. Nur moderate Aktivitäten stärken das Immunsystem (nach Pape et al. [mod. nach Niemann, 1998]: Köln 2003)

verrückt machen, wenn Ihr Training mal nicht so läuft oder die erhofften Effekte etwas länger auf sich warten lassen.

Ungünstig ist es auch, das Training mit einer starken Abneigung anzugehen und sich mit aller Gewalt dazu zwingen zu müssen. Je positiver Sie an Ihr Training herangehen, umso besser.

Zum Stressabbau besonders gut geeignet sind Aktivitäten mit einem mittel-intensiven Anstrengungsgrad, wie das bei allen unseren Trainingsempfehlungen der Fall ist.

Psyche und Immunsystem

Es gibt also eine enge Wechselwirkung zwischen körperlicher Aktivität und Psyche, genauer gesagt dem seelischen Wohlbefinden. Deshalb ist es auch so wichtig, dass Sie sich ganz bewusst auf das Training mit seinen vielen positiven Wirkungen einlassen, dass Sie diese aufmerksam registrieren, genießen und Ihre Erfolge innerlich feiern. Sicher funktioniert das nicht immer von heute auf morgen, sondern braucht seine Zeit. Doch je angenehmer Sie Ihr Training auf Dauer empfinden, umso positiver wirkt sich das auf Ihre Psyche und damit auf den Stressausgleich aus.

Die positiven Effekte von Sport und Bewegungstherapie gehen sogar so weit, dass sie bei Depressionen und Angststörungen zu einer erheblichen Verbesserung des Gesundheitszustandes führen können. Allerdings werden diese Therapie-Möglichkeiten noch viel zu wenig genutzt, wie von medizinischer Seite immer wieder bemängelt wird. Regelmäßige Bewegung wirkt über Körper und Seele übrigens auch positiv auf das Immunsystem. So bremst ein mittel-intensives Training Zellalterungsprozesse und baut die Immunabwehr auf. Umgekehrt wirkt auch hier ein zu intensives oder «verbissenes» Training eher negativ und kann auf Dauer die Immunabwehr sogar schwächen.

Tipp: Unsere Empfehlung für ein rundum gesundes Training heißt deshalb: regelmäßig, relaxt und mit Freude trainieren!

GUT ZU WISSEN:

- *Bewegung ist gut für Körper und Psyche.*
- *Stressreaktionen lassen sich im Muskel «verbrennen».*
- *Geeignet sind mittel-intensive Aktivitäten; zu anstrengendes Training zeigt einen eher gegenteiligen Effekt.*
- *Je angenehmer Sie das Training empfinden, desto besser ist die Wirkung auf Wohlbefinden und Immunsystem.*

Leben ist Bewegung, Bewegung ist Leben

«Bewegung ist kein Allheilmittel, aber ein Heilmittel für alle.» Dieser Ausspruch des renommierten Immunologen Prof. Uhlenbruck wird immer wieder bestätigt. Ob Herz-Kreislauf-System, Stoffwechsel oder Bewegungsapparat, ob Hormonhaushalt, Immunsystem oder Psyche: Es gibt kaum ein Organ beziehungsweise System, das sich nicht durch Bewegung positiv beeinflussen ließe.

Sport in Prävention und Therapie

Je früher und konsequenter man Bewegung richtig dosiert als «Heilmittel» anwendet, desto besser sind die Chancen, von den Zivilisationskrankheiten verschont zu bleiben. Aber auch bei bereits bestehenden Erkrankungen kann ein individuell angepasstes Bewegungstraining helfen, zumindest die Symptome zu mildern und Folgeerkrankungen zu vermeiden. Allerdings sollten Sie sich in diesem Fall unbedingt mit dem behandelnden Arzt absprechen, der Ihnen sagen kann, worauf besonders zu achten beziehungsweise was unter Umständen tabu ist. Wichtig: Dieser Grundsatz gilt sowohl für das Training in den Mrs.Sporty-Clubs als auch beim selbständigen Training.

Im Folgenden möchten wir Ihnen anhand von vier typischen, besonders häufig vorkommenden Krankheitsbildern aufzeigen, welche Bedeutung ein gezieltes Training in diesen Fällen haben kann und was sich damit bewegen lässt.

Krankheitsbild 1: Osteoporose

Die Osteoporose ist eine weitverbreitete, ernstzunehmende Krankheit. Zur Erkrankung kommt es, wenn im Körper mehr Knochensubstanz abgebaut wird, als neue aufgebaut werden kann. Man geht davon aus, dass allein in Deutschland etwa fünf Millionen Menschen betroffen sind, davon etwa 80 Prozent Frauen. Laut Statistik muss jede dritte Frau ab 50 Jahren mit einem durch Osteoporose bedingten Bruch an Hüfte, Wirbelkörper oder Unterarm rechnen. Und mit zunehmendem Alter steigt zudem das Risiko massiv an.

Die gute Nachricht: Auch Knochen profitieren vom Training. Für Aufbau und Erhalt der Knochenmasse sind zwei Faktoren besonders wichtig: eine kalziumreiche Ernährung und vor allem viel Bewegung. Denn wenn das Skelettsystem regelmäßig richtig dosierten Zug- und Druckbeanspruchungen ausgesetzt wird, hat man alles dafür getan, dass es stabil bleibt.

Wie Bewegung bei Osteoporose helfen kann, fragen Sie sich? Das gezielte Muskelaufbautraining regt die Knochensubstanz an, sich zu verdichten beziehungsweise einen Abbau so gering wie möglich zu halten, kräftigt die Muskeln und verbessert dadurch auch die Körperhaltung. Kräftige Muskeln wiederum entlasten das Skelettsystem, «ummanteln» es und schützen es damit besser vor Verletzungen.

Für die Osteoporose-Prophylaxe, aber auch zur Linderung von Beschwerden bei einer bestehenden Osteoporose sind Belastungen, bei denen Sie den Körper kontrolliert gegen die Schwerkraft bewegen, besonders gut geeignet. Und genau das ist bei unseren Zwischenübungen im Rahmen des Zirkeltrainings der Fall.

Bewegungskontrolle als wichtigster Schutzfaktor

Für alle Osteoporose-Patienten gilt, dass sie das Sturzrisiko so gering wie möglich halten sollten. Dabei können Sie zum einen bekannten Gefahren aus dem Weg gehen, aber auch durch ein spezielles Balance- und Stabilisationstraining einen aktiven Schutz aufbauen. Dabei lernt der Körper, besser und schneller auf Gefahrensituationen zu reagieren, damit es erst gar nicht zu einem Sturz kommt beziehungsweise ein nicht zu vermeidender Sturz kontrolliert und ohne schwerwiegende Verletzung verläuft. Spezielle Übungen zur Verbesserung der Balance und zur Gelenkstabilisierung finden Sie auf den Seiten 99 und 138.

Krankheitsbild 2: Degenerative Rückenerkrankungen

Fast jeder hat in irgendeiner Weise schon schmerzhafte Erfahrungen mit dem Rücken gemacht. Die Ursachen können vielfältiger Natur sein. Unter Experten ist man sich jedoch einig, dass auch hier der Bewegung eine Schlüsselrolle zukommt. Hier sind es vor allem die Bandscheiben, die von der Bewegung leben. Sie sind im Gegensatz zu den Muskeln kaum durchblutet, besitzen aber einen Flüssigkeits-Stoffwechsel, aus dem sie ihre «Nahrung» beziehen. Besonders wichtig sind dafür die sogenannten Wechseldruckbelastungen, wie sie zum Beispiel beim sanften Walken oder aber bei unseren Zwischenübungen im Rahmen des Zirkeltrainings stattfinden.

Bewegung = sanfte Massage für die Bandscheiben

Denn bei diesen sanften Bewegungen werden die Zwischenwirbelscheiben mit jedem Schritt schonend massiert. Dabei saugen sie – ähnlich einem Schwamm – Flüssigkeit auf und bleiben dadurch geschmeidig und funktionstüchtig.

Umgekehrt stören monotone Dauerhaltungen wie etwa stundenlanges Sitzen in der gleichen Position den Bandscheiben-Stoffwechsel. Die Folge ist, dass das Gewebe spröde wird, an Höhe einbüßt und damit einen Großteil seiner wichtigen Dämpfungseigenschaften verliert.

Tipp: Versuchen Sie, auch im Alltag für ausreichend Bewegung zu sorgen. Unterbrechen Sie langes Sitzen so oft wie möglich durch kurze Aktivpausen. Gönnen Sie Ihren Bandscheiben hin und wieder eine kleine «Massage», indem Sie aufstehen und rhythmisch-dynamisch gehen.

Trainieren Sie Ihr Rumpfmuskelkorsett

Wenn sich zum Risikofaktor «Bewegungsmangel» dann noch eine schlaffe oder unharmonisch trainierte Muskulatur gesellt, sind wir mittendrin im Teufelskreis: Die Muskeln sind nicht mehr in der Lage, die Wirbelsäule optimal aufzurichten und zu stabilisieren. Als Folge verändern sich die Schwingungen der Wirbelsäule, was häufig einen für «Sitzmenschen» typischen Rundrücken zur Folge hat. Das wiederum beschleunigt den Verschleiß der empfindlichen Bandscheiben ...

Deshalb ist es besonders wichtig, speziell diejenigen Muskeln aufzutrainieren, die unmittelbaren Einfluss auf die Wirbelsäule nehmen.

Tipp: Legen Sie bei unserem Zirkeltraining besonderen Wert auf die Übungen für die Bauch-, Gesäß- und Rückenmuskeln, da diese die stützende Muskulatur trainieren. Wichtig: Bleiben Sie stets im schmerzfreien Bereich!

Krankheitsbild 3: Herz-Kreislauf-Erkrankungen

Erkrankungen des Herz-Kreislauf-Systems sind auch heute noch Todesursache Nummer eins. Als typische Zivilisationskrankheiten stehen sie in direkter Verbindung zu einem (bewegungslosen) Lebensstil. Und genau hier können Sie aktiv werden. Denn das Herzinfarktrisiko sinkt, durch regelmäßige körperliche Aktivität deutlich. So reichen bereits 30 Minuten täglich aus, um Ihr persönliches Risiko zu halbieren!

Wenn das Herz-Kreislauf-System bereits in Mitleidenschaft gezogen ist (etwa durch Bluthochdruck), ist es umso wichtiger, das Trainingsprogramm individuell richtig zu dosieren. Außerdem sollte es entsprechend schonend durchgeführt werden, damit es zu keiner Überforderung kommt. Besonders geeignet sind ausdauerbetonte Aktivitäten, die jedoch nur so intensiv sein dürfen, dass man sich dabei noch wohl fühlt und nicht außer Atem gerät.

Beim Ausdauertraining sollten Sie auf jeden Fall eine Pulskontrolle durchführen. Idealerweise kann Ihnen Ihr Arzt – mit dem Sie Ihr Training unbedingt abstimmen sollten – anhand eines Belastungs-EKGs sagen, in welchem Pulsbereich Sie sicher trainieren können.

Daneben macht sich auch aber ein Kräftigungstraining bezahlt, das jedoch ebenfalls sehr schonend durchgeführt werden muss. Schonend bedeutet hierbei, dass nur leichte bis mittlere Anstrengungen sinnvoll sind, da es sonst zu einem unerwünschten Blutdruckanstieg kommen kann.

Außerdem sollten Sie auf eine korrekte Atemtechnik achten: Am besten geht das, indem Sie die Übungen dem natürlichen Atemrhythmus anpassen, wobei die Ausatmung parallel zur anstrengendsten Phase der Übung erfolgen sollte. Ganz falsch wäre es, beim Training die Luft anzuhalten oder pressend zu atmen.

Im Schongang und mit Sicherheitspuffer

Wer an einer Herz-Kreislauf-Erkrankung leidet und trainiert, sollte vor allem zwei Ziele vor Augen haben: zum einen Schoneffekte für das Herz zu erreichen und zum anderen eine aktive Belastungsreserve aufzubauen.

Denn mit zunehmender Ausdauer sinkt zum Beispiel die Herzschlag-Frequenz im Ruhezustand, und die Blutgefäße entspannen sich, wodurch der Blutdruck sinkt. Auch fallen die Bewegungen und Belastungen im Alltag und in der Freizeit leichter, was das Herz ebenfalls entlastet. Kommt es dann tatsächlich einmal zu größeren Belastungen, stößt man nicht mehr so schnell an die gefährliche Belastungsgrenze.

Krankheitsbild 4: Diabetes

Die Nebenwirkungen des süßen, bewegungsarmen Lebens machen sich aber auch in Form von Stoffwechselerkrankungen bemerkbar. So ist die Übergewichts-Zuckerkrankheit (Diabetes Typ II) die am schnellsten zunehmende Krankheit unserer Zeit. Heute sind bundesweit bereits etwa sechs Millionen Menschen betroffen. Glaubt man den aktuellen Studien, wird sich diese Zahl innerhalb der nächsten Jahre epidemieartig auf zehn Millionen erhöhen. Gefährdet sind vor allem Menschen ab dem 40. Lebensjahr, die viel sitzen, sich wenig bewegen und ungesund, sprich süß und fettreich ernähren. Als weitere Risikofaktoren kommen Rauchen und übermäßiger Alkoholkonsum hinzu.

Muskeln bewegen statt verkümmern lassen

Übergewichtsdiabetes und Bewegungsmangel gehen dabei Hand in Hand. Der altersbedingte Muskelabbau (siehe Seite 26) wird dabei noch verstärkt, da die Muskeln nicht ausreichend gefordert werden und schließlich verkümmern. Da die unterforderten Muskeln kaum Energie benötigen, durch die falsche Ernährung jedoch ständig zu viel Energie über die Blutbahn angeliefert wird, kommt es zu einem fatalen Effekt: Um dem Nährstoff-Überangebot zu entkommen, ziehen die Muskeln nach und nach ihre Rezeptoren zurück, die normalerweise dafür verantwortlich sind, dass die Energieträger in die Muskelzellen aufgenommen werden können.

Auf Dauer verlieren die Muskeln so ihre Fähigkeit, die Nährstoffe – insbesondere den Blutzucker – zu verwerten. Die abgewiesenen Nährstoffe stauen sich in der Blutbahn – und schon ist man möglicherweise auf dem Weg zu einem Diabetes-Problem.

Diese Blockadehaltung der Muskelzellen lässt sich jedoch – und das ist die wichtigste Botschaft – im frühen Krankheitsstadium wieder komplett aufheben, im fortgeschrittenen Stadium zumindest reduzieren. Dafür müssen die Muskeln jedoch regelmäßig bewegt und trainiert werden, wofür nach aktuellen Erkenntnissen Kraft- und Ausdauertraining gleichermaßen geeignet sind. Aber auch jede körperliche Aktivität im Alltag hilft, den Stoffwechsel wieder zu aktivieren.

Fettabbau – der zweite Schritt

Natürlich ist es bei Übergewichtsdiabetes auch wichtig, das Übergewicht – genauer gesagt das überschüssige Fettgewebe – so weit wie möglich abzubauen. Auch dabei hilft – neben einer angepassten Ernährung – ein regelmäßiges Bewegungsprogramm, wie wir es in Form der Zirkeltrainings-Programme anbieten. Sämtliche Aktivitäten sollten jedoch auch hier mit dem behandelnden Arzt abgestimmt sein.

Wie Sie sehen, ist regelmäßige Bewegung tatsächlich ein «Heilmittel» für alle (und fast alles). Doch einmal ganz abgesehen von den eben genannten gesundheitlichen Wirkungen, ist sie auch das mit Abstand wirkungsvollste Mittel, um sich körperlich jung und damit attraktiv zu halten.

20 Jahre 40 bleiben – Ihre Chance

Keine Frage: In puncto Bewegung, Fitness und Figur fällt mit 20 oder 30 Jahren so manches leichter als mit 40 oder 50. Der Organismus ist in jungen Jahren noch optimal belastbar, denn «Sünden» in der Ernährung oder ein Mangel an Bewegung rächen sich meist recht unauffällig oder gar erst mit einigen Jahren Verspätung.

Doch der Trend sieht anders aus. Wahrscheinlich haben Sie selbst schon beobachtet, dass es heute immer mehr Frauen über 40 gibt, die fitter und leistungsfähiger sind als so mancher «junger

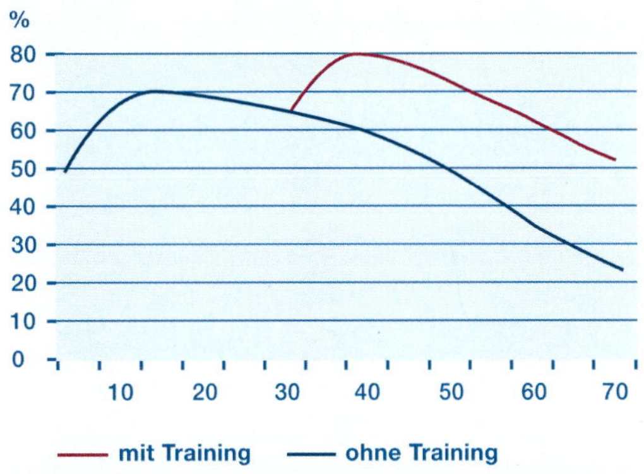

«20 Jahre 40 bleiben» – Verbesserung der körperlichen Leistungsfähigkeit durch den Einstieg in ein regelmäßiges gezieltes Training.

Hüpfer». Das Alter scheint nahezu spurlos an ihnen vorbeizuziehen. Ihr Körper und ihr gesamtes Auftreten strahlen Attraktivität und Energie aus, ganz im Gegensatz zu einigen jüngeren Frauen, die bereits vorzeitige «Alterserscheinungen» zeigen. Des Rätsels Lösung liegt dabei in einer ausgewogeneren Ernährung, kombiniert mit einer guten Portion regelmäßiger Bewegung!

Das kalendarische Lebensalter ist also generell nur ein schwaches «Argument», wenn es um Fitness, Aussehen und Figur geht. Denn mit einem aktiven, gesundheitsbewussten Lebensstil und dem Mrs.Sporty-Zirkeltraining haben Sie all das in Ihrer Hand, Sie müssen es nur realisieren!

Auf diesem Weg wünschen wir Ihnen viel Erfolg, Freude und Zufriedenheit.

GUT ZU WISSEN:

- *Regelmäßige, richtig dosierte Bewegung wirkt Zivilisationskrankheiten entgegen.*
- *Die vorbeugende Wirkung ist am größten, aber auch bei bestehenden Erkrankungen kann der Krankheitsverlauf meist günstig beeinflusst werden.*
- *Wenn Risikofaktoren (wie etwa Bluthochdruck) bekannt sind oder eine Erkrankung vorliegt, sollten grundsätzlich alle Aktivitäten mit dem behandelnden Arzt abgestimmt werden.*
- *Bewegung hält Sie biologisch jung: «20 Jahre 40 bleiben» ist auch für Sie umsetzbar.*